QUEUE LEU LEU

Une minute de répit entre deux actes. Le dernier patient avait une rhino-pharyngite désespérément banale, l'avant-dernière avait un cancer du sein dramatiquement incurable. Dans ma salle d'attente, ils patientent, telle est leur condition. Je n'aime pas les faire poireauter, je crois n'être pas cabotin, ou si peu, ou il y a si longtemps. Leur patience m'étonne, moi qui déteste ces embouteillages, de la rue, de la poste ou de la boulangerie ; les files d'attente rognent mon individu, ce besoin de hâte est grotesque, mais il m'est identitaire, voire sanitaire. Chez mes patients, j'ai l'impression qu'inversement la patience augure de la santé. Ils n'apparaissent pas trop perturbés par cette attente, ils ont, en tout cas, la courtoisie de ne jamais s'en plaindre ; je le leur reproche souvent, leur politesse et leur obséquiosité ont transformé moult médecins en divas ou en mandarins. Mon retard, aujourd'hui, s'est accumulé sur des confidences, parfois brutales, comme une idée suicidaire, ou hésitantes, comme une démangeaison anale.

Chacun d'eux attend son tour, concentré sur le

brouillon mental de sa plainte ; il est possible que cette petite foule, ces autres qui patientent avec eux les rassurent, comme une marque de mon expertise inscrite dans leur nombre. La salle d'attente est le label du notable, il ne va jamais chercher les clients, ils viennent de leur plein gré s'inscrire dans cette procession de l'espérance. La soumission est le premier pas vers l'observance administrative ou thérapeutique. C'est bien moi qu'ils attendent, me voilà autoritaire comme un feu rouge et célèbre comme une postière, et je devine, sans vraiment vouloir me l'avouer, qu'ils m'accordent, de surcroît, le savoir et l'humanité. Je trouverai bien le moyen de repousser leur suicide ou de calmer leur démangeaison anale. Deux ou trois jours, peut-être un peu plus, cela me paraît dérisoire ; eux savent bien mieux que moi l'équivalent d'éternité que sont trois jours d'angoisse ou de prurit.

Ils abondent depuis tant d'années dans l'antichambre de mon cabinet qu'ils m'ont presque convaincu de mon aura et de mes compétences. Parfois, j'aimerais savoir ce qu'il en serait sans le remboursement ou avec plus de concurrence. J'ai certes acquis la culture des ventres, la péritonite ne me trompe plus ; le jaune de leurs yeux saute aux miens, le murmure de leurs poumons m'est familier, l'épaisseur de leur peau est inscrite entre mon pouce et mon index ; leur ton suffit à leurs plaintes qui n'ont plus besoin des mots pour m'indiquer la gravité. Pourtant, depuis le premier jour de mon art, l'échec est devenu patent. Plus j'ai exploré leur corps, plus ils en ont perdu le savoir tacite, plus je les ai soignés, plus ils ont fait reculer l'idée de guérison. Les quelques victoires et les nombreuses extravagances de la médecine n'ont pas modifié d'un iota leurs inquiétudes sanitaires. Pourtant j'ai sincèrement essayé de modérer leur compulsion aux soins, pour réserver mon art aux plus abcédés et aux plus cancéreux d'entre eux. Cent fois sur le métier, j'ai remis mon ouvrage, j'ai pratiqué l'humour, l'homélie, la pédagogie, la littérature, le mime, le dessin, la poésie et même la science pour leur apprendre à distraire leurs douleurs, à mépriser leurs symptômes, à désacraliser la médecine, à dialoguer avec leurs organes, pour leur souffler l'immunité, apaiser leur psychisme et raviver leur bon sens biologique. L'échec est vraiment patent, ma force de conviction a vraisemblablement été amoindrie par le besoin que j'avais de leur obole et de leur amour à la queue leu leu...

Ils m'attendent toujours...

Aujourd'hui, je n'ai plus besoin de leur obole et un peu moins de leur amour. Je continue pourtant à leur composer des phrases de savant. Toutes ne me plaisent pas.

J'aime bien celles où leurs adjectifs s'accrochent à mes substantifs. Sans doute ai-je autant besoin de leurs épithètes que de mes évidences.

Ce doit être ma queue leu leu à moi.

ART DE L'ABSTENTION

Nous en avons désormais la certitude, un cancer de la prostate après soixante-quinze ans ne modifie pas la durée de vie [1]. Nous avons également la preuve que tous les hommes de plus de quatre-vingts ans sont porteurs d'un cancer de la prostate qualifié de *in situ*, c'est-à-dire ne débordant pas la capsule prostatique. Ces deux vérités ont fait l'objet d'un « consensus [2] » stipulant logiquement de ne plus faire de dépistage de cette tumeur après soixante-quinze ans.

Les consensus sont généralement méconnus des patients, et il semble que celui-ci soit tout autant ignoré des médecins, puisque très souvent, les enquêtes le prouvent, ils ne le respectent pas [3].

Ce fait confirme, de manière éclatante, que le consumérisme médical avance indépendamment des preuves et de la science.

La charge symbolique du mot « cancer » est si forte qu'elle engloutit la raison des patients et la logique de certains médecins. Même les praticiens

1. Johansson J. E. et coll., « Natural history of early localized prostate cancer », *JAMA* 2004, 291, 2713-2719.

2. Un consensus est le résultat d'une réunion d'experts sous forme d'un document indiquant aux médecins la conduite à tenir et servant de référence technique, voire juridique.

3. Aux États-Unis, une récente étude montre que ce consensus n'est pas respecté par 90 % des médecins. (Lu-Yao G. et coll., « Prostate specific antigen screening in elderly men », *J national cancer institute* 2003, 95, 1792-1797.)

qui connaissent ce consensus cèdent parfois avec complaisance à la pression de leurs patients désireux de savoir, « à tout prix », s'ils sont porteurs d'un cancer ou non.

La médiatisation et la peur de tous les cancers amalgamés ont logiquement et durablement imprégné les cerveaux des patients. Surprise est de constater que les médecins ne contribuent pas à modifier le cours de cette fuite en avant. Ces derniers craignent probablement d'être accusés de négligence ou de mépris, s'ils ne réagissent pas immédiatement à la phobie du cancer, bien qu'ils soient juridiquement protégés par un consensus d'abstention clairement établi.

Une autre explication plus triviale est possible : un résultat positif de PSA [1] entraîne systématiquement des actes médicaux (échographie, biopsies, chirurgie) souvent inutiles, tous démagogiques, parfois nocifs, jamais pédagogiques, mais toujours lucratifs.

Tous ces actes sont pardonnés puisqu'ils coulent dans le sens du courant naturel de l'angoisse et de l'interventionnisme utilisé ici comme cataplasme provisoire.

Pourtant, le consensus est clair, si un patient octogénaire vient consulter avec le résultat récent de ses PSA élevés, le bon praticien devrait lui répondre simplement : « Peu importe » ou : « N'y pensez plus » ou par une très méchante pirouette : « Je m'en fous ! »

---

1. *Prostatic Specific Antigen* : analyse biologique de fiabilité moyenne, dosant un marqueur du cancer de la prostate.

Reconnaissons que de telles réponses sont moins courtoises qu'un air doctoral très convenu suivi d'investigations très convenables...

Dans quelques années, il est probable que nous saurons différencier d'emblée les tumeurs du sein à bon pronostic des cancers mortels. Chaque jour nous montre que les avancées de la connaissance autorisent bien plus souvent l'abstention qu'elles n'encouragent à l'action. Cependant, tout porte à croire que les médecins mettront longtemps avant d'oser répondre aux patientes angoissées porteuses d'un cancer à bon pronostic : « N'y pensez plus, madame », la galanterie leur interdira toujours la pirouette du « je m'en fous », mais aucune éthique ne leur interdira de le penser tout bas.

Art consommé de l'abstention.

LA POÉSIE FOUT LE CAMP

En matière de médicaments, j'ai mes préférences.

Évidemment j'aime ceux qui sauvent des vies comme les anticoagulants chez le porteur de phlébite. J'apprécie la morphine qui soulage les douleurs ou l'insuline qui compense une carence.

J'avoue avoir aussi un faible pour ceux qui ne servent à rien. Ce sont les plus nombreux. Leur seule limite est celle de l'imagination des fabricants. Leurs ressorts sont l'activisme du médecin et l'impatience du patient.

Parmi tous ces médicaments sans efficacité, beaucoup ont les atours de la science ; leur pouvoir mimétique force le respect, la gélule a de vraies couleurs, la posologie est rigoureuse, le granule a un incontestable dosage, la boîte est sérieuse, la notice est grave. Le médecin s'y laisse prendre autant que le patient. Fort heureusement, parmi ces usurpateurs, certains remèdes ne se prennent pas trop au sérieux, ceux-là sont sympathiques, ils portent des noms déguisés de fleurs ou de symptômes. Ils ont le même effet placebo que les autres, mais ils ont la poésie et la modestie en plus.

Ma préférence va incontestablement à la Jouvence de l'abbé Soury. Ce produit se trouve sur les rayons de nos officines et dans le prestigieux dictionnaire Vidal depuis des décennies et il n'a pas pris une ride, confirmant, si besoin était, son grand pouvoir de jouvence.

Le nom de ce produit présage une impérissable jeunesse, il recèle un envoûtement par la religion malgré le patronyme de l'abbé, invitant discrètement au quolibet. On se demande bien ce que pouvait faire cet ecclésiastique mystérieux affublé d'un nom de mammifère fouineur. N'utilisait-il pas sa liqueur pour aller voir d'autres souris encore plus discrètes ? N'avait-il pas inventé le Viagra avant l'heure, placebo caché sous des habits de moine aussi prestigieux que des habits de savant ?

Un médicament porteur d'un tel nom est promis à la fécondité et à la réussite éternelle.

Hélas, je suis un peu triste, j'ai découvert dans le dernier Vidal de nouvelles formes de ce remède existant désormais sous forme de comprimés et de gel cutané. Voilà qui vient, d'un coup, amoindrir la force poétique de la liqueur originelle. Prescrire UN Jouvence de l'abbé Soury matin midi et soir prive le patient de la liberté de dosage que conférait la liqueur dont l'excipient alcoolique incitait au péché.

Aujourd'hui, l'ordinateur choisit les noms des médicaments, guidé par les phonèmes de la mondialisation et le dépôt des marques.

La poésie va-t-elle définitivement déserter la thérapeutique ?

PARENTECTOMIE [1]

La schizophrénie est une maladie terrible dont nous ne cessons de découvrir l'organicité. Probables perturbations de la synaptogenèse [2] au cours des toutes premières années de la vie ou *in utero*. Les symptômes de cette maladie étant essentiellement d'ordre psychiatrique, il paraît licite de la confier aux psychiatres. Ceux-là, malgré leurs dénégations, se partagent en deux camps : ceux qui voient le cerveau comme un organe de notre anatomie, et ceux qui le

1. Ce terme d'origine psychiatrique, utilisé ici à dessein, signifie la séparation « médicale » de l'enfant et des parents.

2. Les théories abondent, génétiques, virales ou autres. Toutes convergent pour l'instant vers une perturbation des connexions des synapses en fin de vie intra-utérine et dans la période néonatale.

voient comme un objet virtuel façonné par les mythes freudiens. Aujourd'hui encore, des psychanalystes prétendent traiter des schizophrènes en leur faisant « vomir » l'instant martyr de l'éducation !

Les parents de schizophrènes, nous les comprenons, n'aiment pas ces psychiatres-là qui les torturent de leurs silences ciselés pour la culpabilité. Dans les années soixante, un certain Fromm-Reichmann, à qui son époque avait complaisamment laissé la parole, avait réussi à inventer le concept de mère « schizophrénogène [1] ».

Pauvre mère.

Le réflexe de défense de ces familles torturées a été de se ruer chez les chimistes, fiers d'arborer leurs neuroleptiques capables d'anéantir tous les délires. Les chimistes, hélas – le travers doit être humain –, ont sombré dans l'impérialisme culturel avec le même enthousiasme que les analystes. Ils ont osé renommer « antipsychotiques » les neuroleptiques, suggérant l'action sur la maladie et non plus sur le symptôme.

Nous en sommes là.

Pourtant, il ne fait aucun doute que la schizophrénie bénéficie de nombreux autres traitements tels que les thérapies cognitives ou comportementales, la réinsertion par le travail, l'art ou le groupe. Néanmoins, tous ces termes conservent une connotation « psy » assez désagréable pour des géniteurs qui ont un raisonnement tacite et logique : si la rééducation améliore la maladie, cela laisse supposer que l'éducation en a été l'une des causes.

Il est parfois tentant d'inciter les schizophrènes à

---

1. Qui génère la schizophrénie.

une « parentectomie » passagère qui est traditionnellement un excellent catalyseur de la réinsertion sociale. Oui, mais proposer cela revient à insinuer, une nouvelle fois, un rôle coupable des parents, et depuis ce monsieur Fromm-Reichmann les parents ne veulent plus entendre de grossièretés.

Nous en sommes là aujourd'hui, les familles préfèrent, de loin, l'idée du médicament, voire de la chirurgie ou de l'électrochoc dont l'activisme évoque naturellement la notion d'organe, éloignant ainsi tout spectre de culpabilité.

Nous en sommes bien là.

Les parents des schizophrènes n'arrivent toujours pas à oublier la goujaterie de certains disciples de Freud et ils se prosternent trop vite devant les pharmaciens. Comme il n'est pas possible d'espérer que les sectes et les dogmatismes se taisent un jour pour qu'enfin les parents soient des gens comme les autres, il nous reste à attendre patiemment les progrès de la connaissance en neurophysiologie.

EXTÉRIORITES ET EXTÉRIOROSES

Pasteur n'a pas vraiment dit que la maladie venait toujours de l'extérieur, néanmoins, depuis la révolution pastorienne, nous en sommes convaincus. La maladie infectieuse vient du microbe, du virus ou du parasite, la maladie génétique vient des ancêtres, la maladie congénitale vient de l'utérus, le traumatisme vient de l'accident provoqué par les autres, le stress vient du traumatisme, la névrose vient de la mère (ou du père si l'on n'est pas misogyne), l'alcoolisme vient de la névrose, la mort du vieillard vient de la canicule, la dépression vient du licenciement ou du harcèlement, l'obésité vient des aliments, la sédentarité vient de l'automobile, l'arthrose vient de l'humidité, l'asthme vient de la pollution, l'allergie vient des allergènes et le crétinisme vient de la télévision.

Pasteur n'aurait jamais imaginé à quel point la symbolique du microbe allait s'immiscer dans nos innocences.

Les Américains, particulièrement sensibles aux bactéries et aux aliments qui les pénètrent à leur insu, sont, plus que les autres, atteints d'« extériorites » et d'« extérioroses ».

La preuve la plus flagrante de cette épidémie, dont nous ignorons toujours si nous en sortirons vivants, vient de m'être donnée par la lecture d'un article [1] relatif à la lutte contre la cocaïnomanie et l'héroïnomanie, maladies qui sévissent abondamment outre-Atlantique.

Les Américains, ayant compris que ces addictions ne pouvaient venir ni de l'intérieur de leurs toxicomanes ni de l'intérieur de leur société, en ont, très rationnellement, cherché la cause externe. Ils ont opportunément découvert l'existence de pays cultivant et exportant le pavot, plante avec laquelle sont fabriquées la plupart des drogues. Connaissant l'origine du mal, ils ont logiquement cherché le remède

---

1. Blond O., « Agents verts contre les plantations de drogues », *La Recherche*, n° 370, décembre 2003, 64-66.

et l'ont trouvé. Il s'agit d'agents défoliants s'attaquant aux feuilles de coca et d'opium. Ils ont déjà commencé à les pulvériser sur les cultures pathogènes de paysans colombiens peu empreints de civisme américain. Le gouvernement colombien avait au préalable reçu une aide financière pour autoriser la pulvérisation de ses propres paysans. L'art médical est un art simple.

Reste maintenant à généraliser cette méthode de l'épandage à tous les pays producteurs avec l'accord des Nations unies. Une guerre du bien contre le mal, une sorte de révolution pastorienne revisitée par des hussards.

Ainsi, après l'éradication de la variole, nous pouvons désormais espérer une éradication de la toxicomanie. Grâce à ce premier exemple, nous pouvons désormais élaborer d'autres projets pour lutter contre les extériorites et extérioroses qui menacent nos fragilités.

Bombarder les manufactures de tabac américaines pour éradiquer les cancers du larynx des Chinois, décapiter les trafiquants d'armes russes pour supprimer le suicide chez les Japonais, défolier les vignobles français pour anéantir l'alcoolisme mondial, couper tous les platanes pour abolir la morbidité routière par choc frontal.

Sans oublier la stérilisation des fromages et des intellectuels pour éviter les entérites et les névroses.

ALLAITEMENT

Plus de quatre mille études confirment la diminution du risque d'asthme et d'eczéma chez les enfants nourris au sein [1]. L'allaitement maternel diminue également le risque de maladies cardio-vasculaires et d'hyperlipidémie à l'âge adulte [2], de diabète [3] et peut-être aussi d'obésité [4].

Les défenseurs de l'allaitement artificiel trouveront sans doute de nombreux arguments pour contester ces essais et en montrer les biais; toutes les études concernant l'homme en comportent, notre espèce est propice aux biais et aux travers.

Peu importe la fiabilité de ces études, étonnons-nous seulement d'être obligés de les faire pour réhabiliter la nature ou le bon sens. En médecine, l'obligation de la preuve est davantage exigée de l'humaniste ou du savant que du marchand ou du charlatan.

En effet, il aurait été logique, dès le départ, de demander aux protagonistes des laits en poudre de prouver leurs avantages sur le lait maternel. Très curieusement, il ne leur a rien été demandé d'autre que de promouvoir l'image de la modernité véhiculée

1. Van Odijk et coll., « Breastfeeding and allergic diseases : a review », *Allergy* 2003, 58, 833-843.
2. Singhai A. et coll., *Lancet* 2004, 363, 1571-1578.
3. Ziegler A. G. et coll., *JAMA* 2003, 290, 1721-1728.
4. Cela est plus controversé.

par le plastique du biberon et le sourire d'une mère libérée des contraintes de la maternité. De telles images, bien diffusées, font immédiatement rendre suspects de machisme ringard tous ceux qui oseraient simplement imaginer un quelconque avenir à l'allaitement maternel. De telles images ont permis, dans les années soixante, d'introduire le lait en poudre pour nourrissons sur le continent africain, avec les conséquences dramatiques que l'on sait. De telles images abolissent la réflexion, car le marketing est une science qui a l'incroyable pouvoir de rendre toutes les autres immédiatement caduques.

Le marché a un admirable talent pour dissimuler les évidences et il contraint les scientifiques à faire des études grotesques pour prouver que le meilleur lait pour un petit d'homme est celui de la femme.

Un jour, nous ferons des études pour prouver que l'eau courante est meilleure à la santé que l'eau ayant séjourné dans des bouteilles en plastique, cependant personne ne s'étonnera qu'il n'ait jamais été exigé, de la part des vendeurs d'eau, d'autre preuve de supériorité que celle d'une image télévisée montrant la pureté de la source originelle.

Je n'ai même pas de réel grief contre l'allaitement artificiel ou l'eau en bouteille. Je ne fais que déplorer cet insolite aspect de notre culture qui oblige nos scientifiques à faire des études longues et dispendieuses pour prouver des évidences.

L'exigence des preuves n'est pas égale pour tous.

NON-MALADIE

J'avais quelques années de pratique médicale lorsque j'ai découvert l'existence de non-maladies. J'avais depuis toujours une intuition de la santé et mes maîtres m'avaient enseigné la pathologie. Nos plus lointains ancêtres connaissaient déjà bien l'affliction sanitaire, cet accident dans le cours normal d'une physiologie, comme un crâne fracassé par le baiser d'un mammouth ; ils connaissaient déjà le drame de ces biologies, complètement ratées dès le départ, avant la naissance elle-même, comme ces petits d'homme qui leur arrivaient avec les membres sens dessus dessous et le regard pas clair. De vraies maladies, calamiteuses et pathétiques.

Puis, avec les progrès de l'observation et la disparition des mammouths, sont arrivées des misères plus insidieuses comme la caresse de l'ours ou l'abcès qui perfore le ventre.

Beaucoup plus tard, *sapiens* a tenté l'impossible : définir la santé. Il fallait pour cela l'audace de l'ethnie des technocrates. J'en avais rencontré quelques-uns, parfois plus rusés que des rats.

C'est vous dire.

« Bien-être physique, mental et social [1] », telle fut leur définition, une espèce de repos définitif. Il fallait

1. Après la guerre, l'OMS a voulu formuler une définition de la santé : « La santé est l'état de bien-être physique, mental et social. » C'est la grandiose naïveté de cette phrase qui a fini par lui conférer sa célébrité.

oser. Moi qui étais incapable d'imaginer le moindre répit pour le mental, le physique et le social, m'efforçant au contraire, naïf et borné, de ne jamais cesser d'agiter le mal-être pour ne pas perdre la santé.

C'est vous dire.

Ces ancêtres de l'énarque m'apprirent ainsi que la vie était une maladie permanente et – je leur en sais gré – induisirent mon empressement à étudier la médecine...

En l'absence existentielle de la santé, j'ai diagnostiqué beaucoup de maladies. C'était si facile. Puis avec le temps et l'expertise, j'ai détecté de plus en plus de non-maladies. La vérité m'est alors apparue, l'antinomie ne s'établit pas entre pathologie et santé, mais bien entre maladies et non-maladies. Évidemment, cet axiome était hors d'atteinte avant la découverte de ces non-maladies dont la liste est considérable.

En voici un bref extrait : la naissance, la calvitie de l'homme mûr, la lombalgie d'effort, le prépuce serré du nourrisson, l'adolescence, la graisse sous-cutanée des femmes, la rhino-pharyngite annuelle, les premières dents de bébé, la grossesse, l'allaitement, l'éternuement, l'hypertension modérée après soixante ans, l'asymétrie testiculaire, l'angoisse existentielle, le rire, même s'il est fou, la mammite du garçon pubère, l'aisselle odorante, l'accouplement, le lait qui ne vient pas chez l'accouchée d'hier, le cholestérol après la retraite, la rougeur et la cénesthésie, les pleurs et les paresthésies, la ménopause, les cellules cancéreuses dans une prostate de plus de quatre-vingts ans, l'enfant jouant ou rêvant, l'ivresse de l'adolescent, le stress post-traumatique, l'impuissance passagère, la démangeaison après une piqûre de moustique, la tristesse réactionnelle à un deuil, un divorce ou un licenciement, les spasmes, la peur de mourir, la peur d'avoir peur, les éructations, les douleurs fugaces, une selle liquide, un vague à l'âme, une céphalée, une lipothymie, le souvenir d'une insomnie, la vieillesse et mille autres constantes du cours de nos physiologies jusqu'à la mort enfin, archétype de la non-maladie.

La liste exhaustive serait trop fastidieuse et risquerait de n'intéresser plus personne, à l'exception, peut-être, de quelques ministres de la Santé ou du Budget.

VERTU TOMBANTE

Pour Aristote, chaque objet avait sa propre essence et son propre destin. « Si les pierres tombent, c'est parce qu'elles ont une vertu tombante », disait-il. Newton a transformé cette vertu en une masse attractive dont tous les objets terrestres et célestes sont pourvus. Einstein a assimilé cette masse à une énergie, puis la physique quantique a découvert le graviton : particule/énergie de la gravitation. Enfin, nous savons aujourd'hui que la masse, elle-même, dépend d'une particule que personne n'a jamais vue et qui doit logiquement exister : le boson de Higgs. Tout est si complexe, que les programmes du secondaire sont désormais moins avancés en physique quantique qu'ils ne l'étaient il y a vingt ans. Les filières scientifiques sont désertées au profit des filières humaines et commerciales. Du coup, les pierres se remettent à hésiter entre leur vertu tombante et leur essence divine.

En médecine, nous avons parcouru presque autant de chemin. L'ulcère par exemple a longtemps dépendu de l'acidité du suc gastrique, puis le nerf pneumogastrique l'a relié aux caprices du cerveau avec, pour preuve, l'ulcère de stress. Puis un microbe responsable de cet ulcère a été découvert, il s'appelle Helicobacter pylori. Voilà enfin que ce microbe est sous la dépendance d'un système immunitaire dont on découvre qu'il est intimement lié à la neurophysiologie.

Lorsqu'un patient me demande pourquoi son estomac fait des ulcères, j'ai ainsi le choix entre plusieurs explications toutes exactes et toutes scientifiques. Aucune de ces réponses ne risque de faire régresser l'enseignement de la science médicale à l'école, celui-ci est presque inexistant. Cependant, chacune, par le truchement du nerf pneumogastrique et de l'immunité, risque de réintroduire les fantaisies cérébrales dans la maladie et de provoquer un regain d'intérêt pour les filières des sciences humaines aux dépens des sciences exactes.

C'est pourquoi, après réflexion, je préfère réintroduire l'essence et le destin dans l'objet gastrique, et répondre, à contrecœur, que si l'estomac s'ulcère, c'est parce qu'il a une vertu ulcérante.

ANDROPAUSE

Inventer une maladie est un véritable métier.

Il faut découvrir une angoisse naturelle de l'humanité, la faire ensuite enfler en lui soufflant dans l'anus par le biais des médias. La baudruche ainsi attractive, il convient de lui adjoindre un concept présentable. Le concept nécessite plus de sérieux que l'insufflation anale, il a besoin de la science, laquelle doit avoir l'air exact, donc officiel, ou en ordre inverse, car, en médecine aussi, l'exactitude peut s'acquérir par l'officialité.

Considérons, par exemple, l'impuissance masculine passagère et ses affres d'anxiété. Rare à vingt ans, elle devient plus fréquente après soixante ans. Quel somptueux terreau d'angoisse pour planter une pathologie masculine ! Le jeunisme de l'époque aidant, il sera facile de convaincre les sexa- ou septuagénaires de leur maladie, restée trop longtemps et trop injustement dédaignée par les médecins. Le concept d'andropause sera d'autant plus facile à imposer qu'il a une sœur aînée célèbre, la ménopause, dont chacun sait désormais qu'il s'agit d'un mal redoutable. Les foules seront alors béates de l'attention que leur porte la science, allant même jusqu'à débusquer des misères dont elles ignoraient absolument tout, y compris l'idée de pouvoir s'en plaindre.

Tout semble être prêt.

Je viens d'entendre à la radio, à une heure de grande écoute, une information détaillée sur l'ostéoporose masculine. Il convient ici de préciser que la problématique de l'ostéoporose est un sésame pour les domaines du sexe et de la jeunesse. Les traitements substitutifs de la ménopause ont été vendus officiellement pour prévenir la décalcification, contre laquelle il existe cent autres façons d'agir. Les laboratoires n'ont eu qu'à glisser quelques sous-entendus de jeunesse et d'humidité vaginale, pour susciter un véritable engouement contre l'ostéoporose. Ce fabuleux débouché qui concernait la moitié du monde vient de s'écrouler depuis que nous savons les traitements substitutifs de la ménopause de peu d'efficacité, largement contestables et, dans certains cas, dangereux.

Le nouveau concept d'ostéoporose masculine nous amène naturellement à celui d'andropause concernant l'autre moitié du monde, pour qui – litote – le sexe n'est pas rien. Stupides que nous sommes de ne pas y avoir pensé plus tôt ! Comme si les femmes devaient décidément nous ouvrir toutes les portes !

L'information entendue à cette radio grand public m'a paru trop savante, trop prématurée, une tentative d'expliquer le principe du carburateur à injection à la première leçon du permis de conduire. Parler ici de tomodensitométrie, du rapport mal élucidé entre testostérone et métabolisme du calcium. Tout cela était bien dit, avec le ton du doute scientifique et une ostentatoire volonté d'informer.

Les débats télévisés entre gens sérieux vont enfin pouvoir commencer : les « pour » confortés par de péremptoires statistiques, et les « contre » gentiment et imperceptiblement tournés en ridicule, comme l'avaient été, en leur temps, les « contre » de la ménopause.

Tout est prêt.

Voici venir vingt ou trente années de traitement de l'andropause. Ce n'est pas une prophétie, c'est juste le décryptage radiophonique de la naissance d'une nouvelle maladie. Et lorsque ce traitement sera condamné à son tour, les gogos pourront alors redécouvrir leurs érections, ni plus éparses ni moins ostensibles que pendant le traitement.

Aussi belles qu'au premier jour !

TALISMAN

Le déficit de la Sécurité sociale française est un talisman.

En littérature, il s'agit d'une formule poétique irradiant magiquement, indépendamment de toute question de sens ou de logique [1]. Ne nous privons pas d'extraire ici de l'œuvre d'Apollinaire cette strophe qui est le plus beau talisman de l'histoire de la poésie :

Voie lactée ô sœur lumineuse
Des blancs ruisseaux de Chanaan

1. Abbé Brémond dans *Racine et Valéry*, 1930.

Et des corps blancs des amoureuses
Nageurs morts suivrons-nous d'ahan
Ton cours vers d'autres nébuleuses

Ce talisman revient périodiquement dans *La Chanson du mal aimé* comme revient le « trou de la Sécu » à la une des médias et dans les refrains de la complainte politique, indépendamment de toute question de sens ou de logique.

Pourquoi la dépense publique fait-elle un aparté budgétaire pour la santé dont le déficit me paraît être aussi naturel que celui de l'armée, de l'équipement, de l'éducation, de la police ou de la justice, et beaucoup plus que celui de la SNCF ou Alstom [1] ?

Le citoyen est prêt à payer un impôt global pour tous les services publics, et il accorde sa confiance aux élus pour en gérer la répartition. Pourquoi donc ces élus éprouvent-ils le besoin périodique de nous donner des précisions sur le poste budgétaire de la santé et pas sur celui du protocole élyséen ou de la culture ?

Comme s'ils souhaitaient insister sur l'aspect coupable de la maladie à l'instar de quelques analystes périmés qui continuent à mettre la culpabilité au cœur de toutes les pathologies !

Ces élus proposent régulièrement, depuis trente ans, des réformes pour éponger ce déficit avec une constance inégalée dans l'échec. J'espère, pour leur lucidité intellectuelle, qu'aucun d'eux ne croit à un succès possible. J'espère, pour leur cognition, qu'ils

1. Une des nombreuses compagnies françaises, comme le Crédit Lyonnais, Bull, Thomson et beaucoup d'autres, nationales ou récemment privatisées dont le déficit dépasse largement celui de la Sécurité sociale !

médiatisent à grand fracas ces inutiles réformes dans le but d'exacerber nos culpabilités.

La Sécurité sociale étant devenue le dépotoir naturel de tous les incivismes, et la médicalisation étant l'exutoire programmé des dysfonctions sociétales, il est impossible d'espérer la moindre baisse du fameux déficit sans modifier, au préalable, la société pathogène qui le génère. En attendant, pour éviter de désigner la misère du système, il est plus confortable de désigner les misérables comme agents majeurs de leur propre pathologie.

Enfin, vue du côté médical, la mise en relief de ce déficit est doublement illogique, d'un point de vue moral d'une part, la santé n'ayant pas moins de prix que l'éducation nationale, et d'un point de vue strictement comptable d'autre part, puisqu'il est désormais certain qu'une dépense moindre serait bénéfique pour la santé publique. Les soignants extrémistes pourraient accepter l'idée d'un million d'euros supplémentaires pour gagner un seul jour de vie d'un unique citoyen ; hélas, à la gabegie sociale, intellectuelle et financière, s'ajoute une gabegie sanitaire où chaque million supplémentaire est devenu médicalement nocif.

Le trou de la Sécurité sociale est une nébuleuse, il nous baigne dans la magie des ses deux mots rassurants « sécurité » et « sociale », il nous revient périodiquement comme la voie lactée ou le corps blanc des amoureuses, cette périodicité nous est devenue familière, presque indispensable, presque esthétique.

Il s'agit bien d'un talisman.

PSYCHOTHÉRAPIES

Deux cent dix méthodes de psychothérapies plus ou moins officielles ont été recensées en France[1]. Deux ou trois, pas plus, ont fait l'objet d'une évaluation de leur efficacité. L'unique certitude statistique est l'augmentation régulière du nombre des clients ; c'est justement cette demande foisonnante qui provoque la disparité et la précipitation de l'offre en négligeant l'évaluation.

Cette demande incessante peut être une preuve, *a contrario*, de l'inefficacité globale de ces thérapies. Les thérapeutes ayant déjà la satisfaction narcissique d'une forte demande n'éprouvent pas le besoin du plaisir intellectuel par de bons résultats.

Faute d'études sur les offres, examinons l'épidémiologie de la demande. Nous le savons, la parole et l'écoute thérapeutique, sous forme de quête confessionnelle, ont toujours prévalu dans l'humanité. Ainsi l'augmentation actuelle de la demande n'est peut-être qu'apparente, elle serait le rebond logique consécutif à une baisse dramatique de l'offre par le recul du religieux.

Il n'est pas très original de comparer la religion à une psychothérapie, en revanche, il aurait été intéressant de pouvoir en évaluer cliniquement les résultats thérapeutiques. Cette lacune vient d'être comblée

1. Cottraux J., *Les Visiteurs du soi, Odile Jacob, 2004, p.* 7.

récemment par des cliniciens très sérieux [1]. Les résultats, surprenants, mettent le mysticisme et les pratiques religieuses à égalité avec les thérapies cognitivo-comportementales considérées aujourd'hui comme les plus efficaces. Il est même raisonnable d'affirmer que les religions avaient des résultats bien meilleurs, à en juger par le fiasco actuel que représentent l'augmentation constante des suicides et des dépressions ainsi que la désocialisation croissante des psychotiques. Nos ancêtres ont dû largement bénéficier de cette thérapie avant l'avènement du psy. De plus, les Églises avaient une structure plus homogène, donc plus sécurisante, et un discours moins dogmatique et guère plus outrancier que celui de la mythologie freudienne. Enfin les Églises avaient (et ont parfois encore) une habileté politique leur permettant de manipuler les peuples et les rois, ajoutant ainsi l'efficacité du pouvoir temporel à l'effet placebo induit par le pouvoir spirituel et les fastes.

La sécularisation de nos sociétés semble irréversible, et il n'est jamais souhaitable de revenir en arrière, mais force est de constater que si les nouveaux fidèles du psy sont aussi nombreux que l'étaient les anciens fidéistes, leurs nouveaux thérapeutes sont manifestement moins habiles et moins efficaces.

---

1. Tous ces essais sont recensés dans le très intéressant article de *La Recherche* hors série « Dieu randomisé en double aveugle contre placebo », mars 2004, 14, 51-55. Ainsi que Koenig H. et coll. « Religiosity and remission of depression », *American Journal of Psychiatry* 1998, 155, 4, 536-552.

DROITS DE L'HOMME

La Déclaration universelle des droits de l'homme est brandie comme notre honneur et notre faire-valoir de peuple civilisé. Je partage cet engouement-là. Ce texte ne cesse de m'émouvoir comme m'impressionne tout le chemin parcouru, depuis cette déclaration, pour améliorer le respect et la coopération entre les hommes.

Ce chemin est balisé par les bornes de nos tentatives pour accéder à la santé universelle. Hôpitaux de la Charité, hospices, Hôtels-Dieu en furent les blasons pour prodiguer les premiers soins médicaux ou chirurgicaux. L'admirable Philippe Pinel a promu le soin aux malades mentaux et les a délivrés de leurs bannissements. Puis les campagnes de vaccination gratuites nous ont fait franchir le pas symbolique de l'accès pour tous à la prévention, venant couronner avec brio notre long combat contre les abcès, les folies et les épidémies.

Aujourd'hui, nos concitoyens, les plus cajolés des hommes, ont acquis le soin gratuit pour de nouvelles pathologies : les cardio-vasculaires, les cancers, les dépressions, les allergies, les surcharges et les obésités. Mieux encore, ils ont, pour ces classes pathologiques, le droit à la prévention gratuite, radicalisant les droits de l'homme en un droit à la santé absolue et définitive. Ainsi, les hypocholestérolémiants, les mammographies de dépistage, les molécules psychotropes et la chirurgie de l'obésité peuvent être considérés comme d'ultimes avenants à la Déclaration universelle des droits de l'homme.

La raillerie est là, déjà prête à bondir sur notre prodigalité, essayons pourtant de la taire en reconnaissant que ces largesses préventives se situent bien dans la droite ligne de la cause humanitaire.

Hélas ! un examen plus approfondi ravive mes doutes et ma gouaille. En effet, si les abcès, les bannissements et les épidémies avaient régressé de façon spectaculaire sous les actions conjuguées de la médecine et de la république, il n'en est plus de même pour toutes ces nouvelles maladies. Force est de comptabiliser la progression dramatique des cancers, dépressions, allergies et obésités, malgré nos préventions draconiennes et la minutie de nos soins.

Cela laisserait supposer que de nouveaux facteurs, méconnus ou mal perçus des analystes, seraient venus s'immiscer entre l'homme et ses droits. Je crois en discerner certains, difficiles à décrire ou à dénoncer. Il me manque le temps, les mots et l'autorité. Je pourrais les résumer en affirmant, quelque peu péremptoire, que nos nouveaux droits et nos récentes préventions semblent s'être définitivement égarés dans l'imbroglio de leurs ostentations.

Ou, plus trivialement, qu'à notre insu les droits de l'homme commencent à se mordre la queue.

SLIP INCONGRU

Lors du dernier salon des inventions [1], un stand proposait le slip préservatif pour femmes. Brutal, indécent au milieu des perceuses et des volets électriques, il possédait de subtils recoins extra- et intravaginaux. L'intention initiale de ses inventeurs était possiblement louable, comme l'est, aujourd'hui, la propagande du préservatif masculin, pour l'évidence que l'on sait.

L'incongruité de ce slip était totale, sa place dans une foire pour bricoleurs, objet féminin dans un lieu plutôt masculin, un procédé commercial trop grossièrement visible, une provocation manifeste sous couvert d'un message politiquement correct sur les maladies sexuellement transmissibles.

La pilule avait libéré les couples d'un préservatif qui n'empêchait ni la tendresse ni l'amour, mais qui – il faut bien l'admettre – les perturbait un peu. L'engouement des femmes pour la pilule et l'abandon rapide du préservatif apportèrent la preuve *a posteriori* de ce désagrément. Ce dernier retrouve aujourd'hui une modernité contrainte par l'urgence vitale de limiter l'extension du sida.

La soudaineté foraine de ce préservatif féminin m'a transporté vers les trois aspects fondamentaux de la sexualité dans le règne animal.

---

1. Salon du bricolage et des inventions, halle Tony Garnier, Lyon, février 2004.

Le premier, le plus important, est celui de la reproduction sexuée, seule capable d'assurer un mélange des gènes, et dont la performance évolutive est largement supérieure à celle de la reproduction asexuée.

Le deuxième est la copulation. Beaucoup d'espèces sexuées ne l'utilisent pas, car elles ont trouvé des moyens plus simples de répandre leurs gamètes (au moyen de l'eau ou du vent par exemple). Parfois, la copulation est complexe et coûteuse en énergie, la nature a donc utilisé l'artifice des muqueuses sensibles et de la jouissance pour encourager les partenaires.

Le troisième, enfin, ne concerne que quelques espèces d'oiseaux et de mammifères ; il s'agit de la consolidation culturelle du couple, indispensable à la protection de nouveau-nés fragiles. Ce renforcement consiste en caresses hors zones génitales, baisers, coups de bec, épouillage, rires, grimaces, etc. Le terme approprié de cette consolidation chez les primates est celui de « tendresse ».

Chez de très rares espèces, dont la nôtre, la contraception, grande originalité évolutive, a modulé ou supprimé le premier des trois paramètres précités (la reproduction).

Le préservatif masculin, à son tour, a modulé le deuxième paramètre (la copulation/jouissance). Mme de Sévigné avait déjà prévenu sa fille que ce fameux « condom » est une « curieuse cuirasse contre le plaisir ».

Non seulement le slip préservatif féminin vient clore définitivement le chapitre de la jouissance muqueuse, mais aussi, en préméditant une copulation rapide et en limitant la sensibilité des caresses clitoridiennes, il s'attaque enfin au dernier volet, le plus féminin des trois, celui de la tendresse.

Ce réquisitoire est terrible contre ces négociants de pacotille qui surfent sur la complexité inextricable de notre monde sans le moindre état d'âme. Dans leur stupidité, ils ne se doutent pas que de hasardeuses concomitances entre argent, mercatique, provocations et complicités médiatiques peuvent induire des léthargies massives où le pire redevient possible.

Soyons optimistes et gageons que ce slip, nouvelle couche de grotesque sur notre sexualité humaine, ne réussira pas à détruire les millions d'années de sentiments déposés sur notre sexualité animale.

JE NE SUIS PAS MÉDICAMENTS

N'être pas du matin, n'être pas sucre, pas légumes verts. D'aucuns se définissent par les noms de leur environnement, évitant verbes et adjectifs inutiles. « Je ne suis pas cinéma, je suis plutôt sports. » « Je suis très pantalons. » « Je ne suis pas chaussures à talons. » « Je suis plutôt famille. » « Je ne suis pas très médecins. » « Je suis de moins en moins viande. »

Ces vérités à l'emporte-pièce semblent le plus souvent être objectives. Lorsque ce n'est pas le cas, la conviction intime me surprend toujours. Celles qui ne sont pas chaussures à talons ne le sont réellement pas, nous pouvons aussi volontiers croire en la franchise des pas très cinéma ou des pas du soir. À l'inverse, la sincérité est souvent plus floue pour ceux qui ne sont pas du tout télévision, pas trop bistrot ou pas très médecins ou, comme me l'a dit un patient, « je ne suis pas trop sexe ». Un autre m'a prévenu avant de commencer à se plaindre qu'il n'était pas trop jérémiade. L'alcoolique n'est généralement pas du tout alcool, car le vin n'entre pas dans cette catégorie.

La palme revient aux avaleurs de médicaments. L'intime conviction est ici toujours distante de la réalité. La plupart des patients qui m'ont déclaré n'être pas trop médicaments étaient précisément ceux qui en prenaient le plus. Il y a toujours une distorsion dans le perçu de la consommation médicamenteuse. Chaque tentative de supprimer un médicament de la longue liste se solde par un échec du genre : « Vous savez bien docteur, je ne suis pas médicaments, mais celui-là j'en ai vraiment besoin. » Le médicament est perçu comme un mal nécessaire, avalé à contrecœur, on sait bien que ce n'est pas très bon pour la santé en général, mais c'est tellement bien pour la santé en particulier. Cette étonnante distorsion pourrait s'arrêter là ; elle ne serait, somme toute, pas trop stupide, étant donné que, dans l'inconscient collectif, le médicament est toujours supposé faire du bien. Cependant, cette singularité va bien au-delà. Le comprimé, même s'il est reconnu comme totalement inefficace, reste indispensable à ceux qui ne sont pas très médicaments. « Je dors toujours aussi mal qu'avant en prenant mon comprimé » ; si le patient veut continuer à le prendre malgré tout, il faut sous-entendre : « Si je ne le prenais pas, ce serait pire. » Ce serait donc pire qu'avant. Comme si l'unique fait de prendre un médicament rendait désormais inaccessible le simple retour à l'état sanitaire immédiatement antérieur. Finalement, la seule pathologie réellement irrémédiable est la prise de médicament. « Je suis toujours aussi constipé qu'avant, avec votre médicament », la sagesse propose alors de le supprimer, mais il n'en est plus question, car ce serait pire. L'erreur médicale d'une prescription initiale inutile ou erronée est toujours pardonnée, le médicament restera comme le témoin permanent de cette erreur complice.

La bizarrerie monte d'un cran supplémentaire lorsque le médicament est franchement nocif. La notion du « médicament à vie », splendide concept de fidélisation de la clientèle, est à l'origine de cette iatrogenèse [1]. L'acidité gastrique, la constipation, l'asthme, et de nombreux autres troubles, dont l'hypertension, sont souvent des problèmes passagers propres à une période de la vie ; malgré cela, les médicaments de ces troubles ont toujours été vendus comme des médicaments à vie. Le concept est si indécrottable que même la survenue d'effets secondaires dangereux, voire mortels, n'arrive pas à convaincre de l'arrêt thérapeutique. La mort consécutive au médicament devient alors la preuve aberrante et, *a posteriori*, de la justesse de sa prescription « à vie ». Véritable schizo-névrose de la prise médicamenteuse.

1. Pathologie induite par le médecin ou la médecine.

Ainsi lorsque quelqu'un vous dit qu'il n'est pas très jazz, vous pouvez essayer la musique classique, mais s'il vous dit qu'il n'est pas très médicaments, il n'y a plus rien à faire.

GRIGNOTAGE DE VIRGULES

Une des grandes missions de la médecine occidentale moderne est de grignoter des virgules. Cette obsession du grignotage est un reliquat de l'époque où elle était goulue. En ces temps-là, elle ridiculisait tous les chiffres. Il suffisait de surveiller le trafic des charrettes aux portes de Marseille pour faire chuter la mortalité de la peste de 30 % à 5 %. Un peu plus tard, il a suffi de deux années après l'invention de la pénicilline pour que la morbidité de la redoutée syphilis s'approche du zéro absolu. Enfin, la mort des accouchées, le plus ancien fléau de *sapiens* au crâne énorme, est tombée au-dessous de 5 % avec la césarienne et au-dessous de 5‰ lorsque les accoucheurs ont consenti à se laver les mains.

Devant leur hécatombe, les nombres entiers sont entrés en résistance.

Ils se sont bardés de virgules.

Aujourd'hui, la mortalité immédiate par accident vasculaire cérébral diminue de 0,5 % par an, quelle que soit l'ampleur des moyens utilisés. La mortalité à cinq ans du cancer du poumon met plus d'une année pour passer de 91,6 % à 91,5 %. Les virgules du sida coûtent très cher en temps et en argent, mais chaque décimale qui tombe est une victoire saluée avec un enthousiasme identique à celui du recul de la peste aux portes de Marseille.

L'exaltation, toujours, s'adapte à la réalité.

Chaque virgule grignotée sur un chiffre est considérée comme une victoire sur le destin. La médecine, réaliste, noble et magique, arbore chaque petit dix-millième de chiffre en moins comme un mois de vie en plus pour une mère cancéreuse auprès de ses enfants ou quelques soirées supplémentaires d'un grand-père, conteur d'histoires, auprès de ses petits-enfants. Pour ces merveilles élémentaires, la médecine est dans l'obligation morale de continuer à grignoter des virgules.

Hélas ! le grignotage fait toujours grossir. La médecine est devenue obèse.

L'unique raison valable pour cesser notre croisade contre les décimales serait d'obtenir des preuves qu'elle est néfaste pour les bien-portants. Constater, par exemple, que sauver un grand-père pour vingt histoires de plus a fait, en contrepartie, perdre vingt jours à un autre aïeul, par les excès de cette médecine grignoteuse. Pour l'instant, nous n'avons que des intuitions, sans preuves, puisque très peu d'études cherchent précisément ces preuves-là.

Et quand bien même nous obtiendrions une seule preuve de cet aspect funeste d'une médecine pléthorique, il nous serait rétorqué que les guerres contre les empires sont toujours néfastes pour les fantassins. La lutte armée contre les décimales de la maladie peut ainsi se permettre de sacrifier quelques bien-portants. Dans une logique de guerre cet argument est imparable.

Si nous obtenions ce genre de preuve, de manière irréfutable, il serait alors licite de retourner, contre une médecine devenue iatrogène [1], l'argument mélodramatique d'autres enfants, privés de veillées de contes d'autres grands-pères ou dépossédés des câlins d'autres mères.

Cette preuve serait traitée d'argutie. Il nous serait probablement objecté que les chiffres de la morbidité affective ne peuvent pas être inclus dans les statistiques sanitaires internationales. L'affect et la sensiblerie sont les arguments unilatéraux du progrès biomédical, leur utilisation, hors de ce contexte, est suspecte.

Il semble désormais quasi impossible de guérir la médecine de son obésité par grignotage de virgules.

NOTICE

Il y a quelque temps, aux États-Unis, une femme a intenté un procès à un fabricant de cigarettes, son mari, gros fumeur, était décédé d'un cancer du poumon. Elle a eu gain de cause. Très récemment, une autre femme, alcoolique, a eu un enfant mal formé, possiblement à cause de l'alcool, et elle a trouvé un

1. Médecine qui provoque elle-même la maladie ou la mort.

avocat pour assigner le fabricant d'alcool en justice. En attendant la suite et les conclusions de cette deuxième affaire, je continue à informer mes patients sur les dangers de l'alcool et du tabac ; je le fais cependant avec moins de conviction, étant donné que ces patients ou leurs familles peuvent désormais obtenir un bénéfice secondaire d'ordre juridique en cas de maladie par intoxication alcoolique ou tabagique. Mon rôle de soignant, dans une société complexe, m'oblige en effet à considérer la maladie dans son environnement et à évaluer les risques aussi bien que tous les bénéfices possibles primaires et secondaires.

Récemment, j'ai eu à soutenir une femme dans sa grande douleur, son fils venait de se suicider en se tirant une balle dans la bouche. Il n'est aucun moyen efficace pour soulager les patients lors d'un tel drame. Le deuil sera très long, et je présume que cette mère aura toujours de grandes difficultés pour vaincre son tourment. Une riche pharmacopée est à ma disposition pour atténuer ses angoisses et ses chagrins, j'en userai avec parcimonie, en raison de ces récentes et insolites jurisprudences qui me font envisager, pour cette femme, une thérapie tout à fait originale par le biais d'un bénéfice secondaire inattendu.

En effet, lors d'une de mes visites à son domicile, peu après le drame, elle m'avait montré, entre deux sanglots, l'arme qu'avait utilisée son fils et dont elle ignorait la provenance. Après avoir effectué une vérification chez un vendeur d'armes, je suis désormais prêt à proposer à ma patiente un complément thérapeutique inédit d'ordre judiciaire. En effet, la notice du revolver ne mentionnait pas l'interdiction absolue d'appuyer sur la détente lorsque le canon se trouve à l'intérieur de la bouche.

URGENCES

L'urgence trouble l'ordre. L'infarctus perturbe la consultation. La péritonite bouleverse le planning du chirurgien. Les médecins ont besoin de la part emblématique de l'urgence, pour laquelle ils ont été conçus, mais celle-ci finit souvent par les agacer, trop souvent même. L'entreprise médicale, comme toutes les entreprises, aime la régularité des commandes. Les abonnés sont préférés aux clients occasionnels, on offre le téléphone pour hériter de l'abonnement, on brade l'imprimante pour récupérer le marché des cartouches d'encre. Et, chez le médecin, le patient tranquille, venant chaque mois pour faire contrôler sa tension, est préféré au trublion faisant irruption avec sa violente douleur abdominale.

Le médecin généraliste, tant bien que mal, a longtemps su gérer ces imprévus. Il avait appris patiemment à discerner le vrai du faux, il savait enlever, une à une, les couches d'angoisse pour découvrir la biologie intime, il savait apaiser, temporiser. Il ne restait alors de l'urgence que sa portion congrue, guère plus d'une dizaine de cas par an, gérés et adressés au bon endroit grâce à un appel téléphonique bien ciblé.

Puis, progressivement, avec le saucissonnage de la médecine, l'urgence est également devenue une spécialité. L'engouement des patients pour cette spécialité a été d'autant plus fort que les SAMU, SMUR, SOS et autres sigles clignotants ont été médiatisés à grand fracas. Le patient devenait le roi de la fête, et par-dessus le marché, c'était comme à la télévision.

C'était prévisible, les urgences ont été vite débordées par les symptômes minables qui jalonnent nos vies. Il devenait de plus en plus difficile de discerner la gravité dans le fatras des lamentations.

Le soin y avait perdu. Sans parler de la dilapidation de nos finances.

Que faisait le généraliste, pendant ce temps-là ? Il jouissait, sans perte de revenus, de ses consultations programmées et tranquilles, ravi d'être débarrassé des trublions. Hélas ! perdant la responsabilité, il perdait aussi l'expertise.

Aujourd'hui, la moindre intempérie fait exploser les hôpitaux déjà pleins à craquer, les urgentistes sont fatigués, débordés, agacés. Comme je les comprends ! Certains, de plus en plus nombreux, se demandent alors s'il ne serait pas judicieux de réguler l'accès aux urgences en interposant des personnes susceptibles de faire le tri. Pourquoi pas les omnipraticiens, supposés connaître un peu leur médecine et leur société ? Revoilà bien une ancienne et excellente idée. Néanmoins deux questions subsistent. Les généralistes sauront-ils encore faire ? Le voudront-ils ?

Personnellement, j'en doute, car ils ont perdu leur candeur. Ils ont découvert la médecine facile et le calme des nuits. L'évolution ne revient jamais en arrière, le temps est révolu où ils assuraient leurs gardes jour et nuit, trois cent soixante-cinq jours par an, sans vraiment réfléchir, simplement parce que cette fonction était accolée à leur statut.

Trop tard !

JEANNE ET JÉSUS

Jeanne d'Arc aujourd'hui serait schizophrène, on évaluerait l'intensité de ses hallucinations auditives et on adapterait le traitement neuroleptique en conséquence. Les doses seraient adaptées par les différents thérapeutes selon leur désir de maintenir plus ou moins sa socialisation et de préserver son intéressante personnalité. On ne l'hospitaliserait qu'en cas de délire dangereux entraînant des voies de fait telles que forcer la porte de l'Élysée ou manifester à Washington contre la guerre en Irak.

Bernadette Soubirous, elle aussi, serait considérée comme une psychotique dont les hallucinations visuelles seraient traitées avec énergie sans trop d'égard pour sa personnalité de paysanne fruste.

Aujourd'hui enfin, tous ceux qui se prendraient pour le fils de Dieu seraient internés *manu medicali* sans la moindre hésitation, malgré l'évocation de certains de leurs illustres prédécesseurs.

Ainsi, ces Jeanne et Jésus ne doivent leur postérité qu'à l'invention tardive de la psychiatrie médicale. Si cette science avait vu le jour avant l'astronomie ptoléméenne, nos livres d'histoire et nos catéchismes seraient d'une navrante platitude, notre patriotisme serait infirme. Pis encore, l'anthropologie serait amputée du chamanisme, l'Afrique de ses sorciers, et l'industrie touristique serait privée de Lourdes, ajoutant la misère à la morosité.

Pour autant, ne sombrons pas trop vite dans la mélancolie, nous écrirons certainement toujours des livres d'histoire. Rien ne pourra jamais arrêter les hommes dans leur envie de se raconter sans cesse. Nous pourrons tourner la difficulté en modifiant nos repères. Les dates ne seront pas considérées comme avant ou après Jésus-Christ, mais comme avant ou après les neuroleptiques.

La date de naissance de Bernadette la sauvageonne se situera désormais en l'an 107 BN *(before neuroleptic)* et celle de Jésus le rebelle en 1951 BN. La première guerre préventive [1] de l'histoire aura eu lieu en 52 PN *(post neuroleptic)*, et il nous faudra peut-être attendre mille ou deux mille ans après les neuroleptiques pour que la secte des chimistes de la synapse nous apparaisse aussi désuète ou ridicule que la secte de Jean le Baptiste, en tant que repère majeur de l'histoire des hommes.

1. Celle des États-Unis contre l'Irak en 2002.

LES ÉQUATIONS DU CÔLON

La santé a deux coûts : l'un collectif se mesure en devises, l'autre individuel s'apprécie en efforts d'hygiène de vie. Elle a également deux bénéfices : le collectif est d'ordre statistique, l'individuel se compte en espérance de vie.

Mathématique et financière d'un côté, mathématique et vitale de l'autre. Comme c'est simple. Il nous suffit désormais de poser des équations pour résoudre les problèmes de santé.

Posons par exemple l'équation du cancer du côlon, maladie redoutable à laquelle les carnassiers payent un lourd tribut. Une fois installée, elle nécessite interventions et chimiothérapies coûteuses en argent et en souffrance. Sa prévalence [1] en France est de 0,3 %.

Le coût individuel de la prévention consiste à limiter sa consommation de viandes en augmentant sa consommation en fruits et légumes frais, le coût collectif consiste à pratiquer un test de dépistage gratuit à toute la population. Ce test existe, il s'appelle Hemoccult et décèle 50 % des cancers déjà existants, les 50 % restants étant dénommés « faux négatifs ». Ce test possède, comme tous les autres, l'inconvénient d'avoir des faux positifs [2], leur taux est de 3 %.

1. Nombre de cas à l'instant T dans une population donnée.
2. Un faux positif est un test positif chez une personne indemne de la maladie.

M. Bayes a inventé un théorème pour calculer une probabilité *a posteriori*. J'ai une boule noire dans la main, quelle probabilité a-t-elle de provenir de la boîte A qui comportait 2 blanches et 3 noires alors qu'une boîte B comportait 1 blanche et 3 noires ? Le théorème de Bayes donne un résultat évident de 2/3.

Pour un Hemoccult positif, quelle est la probabilité que ce résultat soit dû à un cancer du côlon réel ? La réponse trouvée par la formule de Bayes [1] est de 5 %. Tant mieux et vivent les mathématiciens géniaux qui me laissent 95 % de chances d'être sain malgré un résultat alarmant. Hélas ! avec un tel résultat, je vais devoir subir tous les cinq ans une coloscopie sous anesthésie générale dont le risque d'accident grave est de 6‰ et la mortalité de 1‰ (0,5 décès immédiat et 0,5 décès différé). Pendant cette même période, les études concordent pour estimer un taux de cancers évités de 30 % à 40 % [2].

Sur une population de 100 000 personnes, l'Hemoccult protège donc du cancer 30 à 40 % de 0,3 %, soit environ cent personnes ; il tue aussi deux fois 1‰ des 3 % de faux positifs, soit environ six personnes, et il provoque une quarantaine d'accidents graves. Quarante innocents punis et six innocents tués pour cent côlons sauvés. C'est une terrible équation de côlon. De plus, ces chiffres ne prennent pas

1. Pourcentage des positifs malades sur le total des positifs sains et malades en tenant compte de la prévalence de la maladie. Soit $(50\times0,3)$ / $50\times0,3 + 3\times99,7 = 15/315 = 5$ %. Cette réponse est incontestable. Rassurez-vous, si vous n'avez pas trouvé, 2 % seulement des médecins et enseignants en médecine donnent la bonne réponse. *La Recherche*, n° 340, mars 2001, p. 81.

2. Faivre J., Symposium de la SFED, Nice, mars 2000.

en compte tout ce qui est non quantifiable, comme le stress lié à l'annonce d'un Hemoccult positif ou la baisse de performance des coloscopies pratiquées à une aussi grande échelle. Sans parler de l'énorme coût financier dont l'impact sur la santé de notre pays est inconnu et hors sujet.

Que ce soit en termes de santé individuelle ou publique, il est facile d'imaginer que la seule augmentation de 5 % de la consommation de fruits et légumes frais ou la diminution de 5 % de celle de la viande aurait un bénéfice certainement supérieur à celui de la systématisation de l'Hemoccult et des coloscopies induites par ce test.

Alors pourquoi ai-je déjà l'air rétrograde en contestant ce dépistage systématique qui commence à être expérimenté dans certaines régions ?

Sans doute à cause de l'illusion du progrès, illusion qui nous est devenue indispensable.

Sans doute, aussi, parce que la santé, dès qu'elle se met à sauter des mathématiques à l'homme, perd beaucoup de sa rigueur.

CELLULES DE CRISE

Attentats terroristes, tremblements de terre ou accidents ferroviaires sont une part du prix à payer aux utopies de la paix et du progrès. Nos envies de sérénité sont régulièrement entachées des terribles commentaires médiatiques de ces catastrophes : chiffre des morts, description des horreurs, chuchotements sur les coupables ou haro sur la fatalité. Depuis quelque temps, on y parle régulièrement de cellule psychologique de crise, et un étrange souci de prévention de ces nouvelles séquelles s'immisce dans tous les commentaires. Ce secours psychothérapique d'urgence arrive très vite sur les lieux du drame pour aider les blessés et les parents des victimes à préparer un avenir que l'on présuppose sombre [1]. S'il m'arrivait d'être une de ces victimes, je serais, moi aussi, très ému par ces compassions réflexes, mais j'apprécierais, avant tout, la venue immédiate de la cellule chirurgicale. Non, non, je ne fais ici aucune allusion à un quelconque retard des secours organiques, car je constate avec un bonheur citoyen l'arrivée toujours immédiate du SMUR ou du SAMU. Bien au contraire, mon propos mesquin sur les cellules psychologiques a également une vertu préventive, je crains en effet que la médiatisation désormais ostentatoire du psychisme ne suscite, à terme, chez nos lycéens, plus de vocations de psycho-urgentistes que de chirurgiens orthopédiques et traumatologiques. Noble inquiétude qui me range définitivement du côté des victimes, avec une pitié fortement teintée de pragmatisme.

---

1. Plusieurs études montrent l'inutilité de ces méthodes, l'une d'entre elles montre même que la cellule psychologique représente un deuxième stress aussi nocif que le premier ! Le seul acte utile est de dédramatiser l'instant en disant aux victimes que tout nouveau danger est écarté. Cottraux J., *Les Visiteurs du soi*, Odile Jacob, 2004, p. 15-17. Wessely S., Rose S. et Bison A., *Systematic review of debriefing...* Cochrane library, 1998, vol IV.

Et, puisqu'il est ici question d'attentats terroristes et de médecine préventive, attardons-nous sur la prévention dont le but, je l'ai bien compris, est de sauver des vies. Après chaque attentat dans une démocratie, celle-ci renforce immédiatement un plan du type « Vigipirate ». Choisir un tel moment pour renforcer la vigilance semble inopportun, la probabilité d'un deuxième attentat immédiat est nulle. Pour ma part, je suis plus enclin à voyager après un attentat terroriste qu'après un discours de George Bush clamant la victoire définitive du « bien » sur le « mal ». En effet, à l'instar du polytechnicien qui, ayant estimé mathématiquement nulle la probabilité de présence de deux bombes dans un seul avion, prenait la précaution de voyager avec sa propre bombe, je préfère augmenter ma sécurité en voyageant dans les suites immédiates d'un attentat ! La durée de temps entre deux graves actions terroristes variant entre dix-huit et trente mois, il serait judicieux de supprimer les plans « Vigipirate » après les attentats et de les renforcer progressivement un an plus tard pour essayer d'élargir l'intervalle de temps avant le suivant. À moins que les annonces de ces plans ne soient rien qu'une minauderie politique, tout comme la cellule psychologique de crise est un badinage médiatique que je ne comprends guère. Je confesse parler quelquefois de sujets que je connais mal ; par contre, j'ai beaucoup planché sur la médecine préventive.

Et, croyez-moi, c'est une science d'une inouïe complexité.

DEVENIR DU SPERME

Le 28 avril 2004, les hasards de mes lectures et des médias m'ont livré trois informations à mettre en parallèle pour une réflexion sur le devenir du sperme.

Une étude très sérieuse, venant en corroborer plusieurs autres, montre la baisse de la qualité du sperme et de la fertilité chez les mâles européens [1].

La radio [2] annonce l'intention de M. Noël Mamère de célébrer le premier mariage homosexuel dans sa municipalité.

Enfin, l'université d'agriculture de Tokyo [3] vient de réaliser la première naissance de souris par parthénogenèse [4].

Nous le savions depuis longtemps, la pollution chimique est, en partie, responsable d'une baisse de la spermatogenèse dont l'origine pourrait être l'effet de certains polluants nommés perturbateurs endocriniens pendant le développement embryonnaire. *Homo sapiens*, auquel la maîtrise sur son environnement a assuré un immense succès écologique, connaît

1. Boisen K. A. et coll., *Lancet* 2004, 363, 1264-1269.
2. France Inter, Journal de 13 heures, les 27 et 28 avril 2004.
3. Kono T. et *al.*, « Naissance d'une souris sans père », *Nature*, 428, 860-864.
4. La parthénogenèse est un mode de reproduction sans le mâle. Fréquent chez les abeilles, il est inexistant chez les mammifères. Pour la première fois au monde, les Japonais ont réussi à donner l'empreinte génomique du mâle à un ovule de souris et l'ont utilisée pour féconder un autre ovule.

ainsi son premier réel avatar, puisqu'une baisse de la fertilité est un fiasco d'espèce.

Je m'abstiens, par principe, de tout avis ou jugement sur le mariage homosexuel ; cependant, d'un point de vue biologique, il est licite de dire que les accouplements qui en découlent sont à sperme perdu. Le politicien encourageant ces mariages s'inscrit logiquement dans le premier des deux grands courants écologistes, celui qui considère l'espèce humaine comme nuisible et seule destructrice des niches des autres espèces ; ainsi, tout sperme perdu par cette espèce serait un « gain global » pour la Nature avec un grand *N*. L'autre grand courant considère, à l'opposé, l'homme comme une espèce ordinaire, dont la niche écologique interfère avec les autres, chaque espèce s'efforçant, par tous les moyens à sa disposition, d'élargir sa propre niche jusqu'à la limite tolérée par les autres. M. Mamère, en favorisant le sperme non reproducteur, signe son appartenance au premier courant souhaitant raréfier l'homme pour épargner le reste de la nature.

Ainsi politiques socioculturelles et pollutions chimiques contribuent à aggraver l'inefficacité du spermatozoïde et limitent, *de facto*, l'extension de notre propre niche. Tout comme si la biosphère et la biodiversité nous contraignaient à une pause démographique par d'obscures et complexes rétroactions. Cette hypofertilité humaine par *feed-back* environnemental pourrait permettre, d'une certaine façon, la réconciliation des deux grands courants écologistes.

Hélas, les Japonais viennent de briser cette utopie en réussissant la première reproduction de mammifères sans sperme et sans génome mâle. Si cette méthode devient efficace, l'humanité conserve de très belles possibilités d'extension de sa niche. À terme, les mâles, devenus inutiles, finiront par disparaître, résolvant ainsi l'inutile et passagère dialectique du mariage homosexuel.

PREMIÈRE FOIS

« Docteur, c'est la première fois que ça m'arrive, je ne comprends pas, je n'ai jamais eu ça avant. »

Quand il s'agit d'une douleur du genou à soixante ans ou d'un petit essoufflement en montant l'escalier à soixante-dix ans, cette phrase fait sourire le médecin qui prend malgré tout la plainte au sérieux. En effet, ce qui commence arbitrairement un jour aurait bien pu commencer un peu plus tard.

Pour le patient, il est logique qu'une première fois soit source d'interrogation et d'inquiétude, vu que le mode de départ d'un processus inconnu ne fournit aucune indication sur son mode d'arrivée, le pire étant toujours possible.

À l'opposé, le médecin est toujours surpris du degré d'insouciance des patients qui font chaque année, par exemple, une épouvantable bronchite finissant par guérir après des mois d'inconfort et de lourds traitements.

« Ne vous inquiétez pas, docteur, ce n'est pas la première fois que ça m'arrive. »

Même le cancéreux qui fait sa deuxième métastase osseuse nous surprend parfois par sa certitude d'une rémission comme la première fois.

La première fois est une inconnue terrifiante, même quand il s'agit d'une banale céphalée, alors que la deuxième fois, même effroyable, est déjà considérée comme familière.

Le patient a une logique de la pérennité qui échappe au médecin. Tout doit toujours continuer comme avant. S'il avait une bonne santé, le premier symptôme est intolérable par son incongruité. Inversement si le symptôme grave est coutumier, il est impensable que cesse, un jour, l'évolution favorable qu'il a déjà suivie. Comme si toutes les fois suivantes devaient immuablement avoir un destin identique à celui de la première. Seule cette première fois est vraiment inopportune.

Le corps de *sapiens* présente à la fois une peur déraisonnable de l'inconnu et une extraordinaire faculté d'adaptation au malheur et à l'inconfort.

Notre espèce a survécu, mieux que beaucoup d'autres, aux contraintes de l'environnement ; il est coutume de dire qu'elle doit cette faculté adaptative à son cerveau. Vu du côté du médecin, il apparaît, au contraire, que le cerveau est plus rigide que le corps dans cette adaptation, et l'amélioration spectaculaire de nos connaissances n'y change rien.

Comme pour confirmer cette règle, il est une exception où chacune des fois est aussi effroyable que la première fois, il s'agit de la « bouffée d'angoisse » ou « attaque de panique ». À y bien réfléchir, cette exception n'est pas étonnante, puisque ce symptôme est la foucade d'un cerveau, que son corps, plus pragmatique, mais ontogénétiquement plus ancien, ne peut ni soulager ni raisonner. Comme si, très récemment posé sur le corps vétéran du genre *homo*, ce cerveau s'effrayait tout seul en constatant qu'il est, en lui-même, une première fois.

Et voilà que, à force de philosophie, le clinicien arrive à mieux comprendre cette éternelle candeur des angoisses, cette déraison des premières fois, et cette étonnante accoutumance au pire.

NOMADISME

Dans notre pays – c'est heureux – aucune loi ne limite l'accès aux soins ; aucune, non plus, ne limite l'accès aux soignants. Chacun peut à sa guise consulter dans la même journée son psychothérapeute, son généraliste, son cardiologue, son homéopathe, son allergologue et son rhumatologue pour ne citer qu'eux. Il est logique, à première vue, de devoir accorder le libre accès aux soignants pour pouvoir garantir le libre accès aux soins. Une discrète tentative de limiter l'accès aux spécialistes, par les généralistes, s'était déjà soldée par une querelle stérile d'où le patient semblait bien absent. Toute nouvelle tentative de ce type sera, à coup sûr, sabordée au nom des intangibles privilèges acquis, ou vouée à l'échec par le biais des dérogations [1].

Puisque nous sommes incapables de réformer, essayons au moins de nous interroger sur le coût de cette liberté. Je ne veux pas parler du coût financier, exorbitant, et hors de mon propos, mais du coût sanitaire. Cette liberté est-elle un bénéfice pour les santés individuelles et publiques ? Ma réponse intuitive à cette question est certainement « non », cependant je n'en chercherai jamais de preuves, en sciences humaines, les preuves sont imparfaites.

L'intuition étant, hélas, irrecevable et les statistiques réfutables, essayons de construire un autre raisonnement.

Le patient français peut librement décider de son parcours dans les arcanes du système de soins. Il peut choisir le type de médecine qu'il estime appropriée à son mal, il peut accumuler les spécialistes jusqu'à l'attribution du diagnostic attendu. Il peut décréter, seul, de son état de malade et éliminer, un à un, les praticiens qui ne lui accordent pas ce statut. Il peut estimer, seul, les jours de repos dont il a besoin et en chercher le prescripteur adéquat – le système libéral ayant, par essence, une offre pour chaque demande. En conclusion, le libre accès a progressivement permis au profane/patient de décider à la place du professionnel/soignant. Cela amène une nouvelle formulation de notre question initiale : le choix du

1. M. Douste-Blazy, ministre de la Santé, a mis en place une procédure de ce type au début de l'année 2005. Chacun sait déjà que l'échec est inscrit dans cette énième réforme marginale de notre système de soins.

profane est-il meilleur pour sa santé que le choix du professionnel ?

Répondre « oui » serait démagogique, et « non » paraîtrait trop dogmatique. Une réponse intuitive, ici, semble plus difficile.

Par ailleurs, l'expérience prouve que, dans notre système libéral, le patient atteint d'une maladie grave trouve facilement son expert, et, naturellement guidé par son sentiment de l'urgence, il le trouve assez vite. Dans ce cas le système est bon.

Ce système permet aussi aux nombrilistes, avides d'obtenir des images de toutes les faces cachées de leur corps, d'être ravis par l'intérêt que suscite leur cas chez les techniciens et les savants. Ce même système permet aux angoissés d'ouvrir toujours une nouvelle porte et aux intoxiqués d'obtenir toutes les drogues qu'ils désirent. Le nomadisme médical étant devenu un véritable sport national.

La réponse à nos questions, enfin, se précise. En cas de grave pathologie, nous l'avons vu, le patient est moins profane, et l'imbroglio de l'offre ne l'empêche pas de trouver très vite le professionnel expert. En cas de pathologie bénigne ou absente, le médecin n'a pas l'aptitude à répondre, il est ballotté entre un système libéral qui le pousse à la dépense (parfois nuisible) et un financeur public qui le pousse à l'abstention (parfois bénéfique). Le politicien, qui devrait ici retrouver ses prérogatives, tarde à trancher. Pendant ce temps, les patients nomades et curieux courent toujours ; en chemin, ils rencontrent des médecins nomades et cupides.

Les uns et les autres ont la médecine qu'ils méritent.

L'ORIGINE DU DIAGNOSTIC

La méthode est désormais bien rodée.

Lorsque paraît un nouveau médicament, la presse médicale puis la presse grand public (parfois dans l'ordre chronologique inverse) se mettent à parler du champ médical concerné. Jusque-là, tout est normal, c'est l'occasion de faire le point des connaissances théoriques et pratiques sur cette maladie. Il est usuel d'en profiter pour déclarer que ces connaissances ont fait un formidable bond en avant à l'occasion de la sortie de ce médicament. Il reste licite de supposer, voire d'affirmer, que ce médicament est plus efficace que les précédents et miraculeusement dépourvu d'effets secondaires. Le public a le droit d'y croire, tout médecin sceptique serait malvenu de venir troubler la fête avec ses doutes rétrogrades. D'ailleurs, le plus souvent, l'universitaire et le médecin adhèrent ou participent à l'engrenage de l'enthousiasme, ils sont, eux aussi, des gens d'espoir et de progrès.

La phase suivante arrive sans trop attendre. Le fabricant s'alarme des nombreux patients qui ne bénéficient pas encore de ce médicament miracle. Une association de malades est fort généreusement « mobilisée » pour devenir le porte-parole des victimes négligées par un corps médical qui tarde à répandre le progrès, malgré les recommandations d'experts généreusement « dévoués » à sa diffusion.

Jusque-là, rien à dire, si nous considérons l'altruisme du « généreusement » comme l'une des fragilités de l'humanité.

Vient alors la troisième phase où des études épidémiologiques, financées avec la même générosité presque anonyme, découvrent que la maladie en question est très largement sous-diagnostiquée. Ainsi, les médecins déjà inculpés de lenteur thérapeutique deviennent accusés d'indolence diagnostique. Les voici désignés, ceux qui retardent dangereusement la collusion entre patients et laboratoires, au détriment des patients, et d'eux seuls, cela va sans dire.

Au risque d'étonner, je consens à accepter ce stratagème avec bonhomie pour certaines maladies non cliniques ou pour certains syndromes dont les premiers signes sont essentiellement biologiques, comme le diabète, l'hypothyroïdie ou l'hémochromatose [1]. Par contre, ma civilité s'estompe lorsque ce grossier stratagème vient empiéter sur les compétences du clinicien que je prétends être. Récemment, une de ces études [2] a affirmé que 60 % des migraineux ne sont pas diagnostiqués.

Heureux sont-ils ces migraineux non remarqués dont le médecin n'est pas un étourdi ! Bénies soient les douleurs ignorées ou négligées dont le porteur n'est pas un arriéré mental !

Soyons sérieux.

---

1. Maladie, au début peu symptomatique, due à une surcharge en fer.

2. Étude Framig (1, 2 et 3) financée par les laboratoires Astra-Zeneca.

La crise migraineuse est une horrible douleur que tout médecin « normal » sait diagnostiquer et qu'il s'efforce de soulager par tous les moyens disponibles. Lorsque ces crises sont fréquentes, il s'agit bien d'une maladie très invalidante.

Pour les migraines moins violentes ou moins fréquentes, le clinicien digne de ce nom doit informer les patients sur les risques d'une automédication qui pourrait « enkyster » ou « vieillir » la migraine et la rendre inaccessible à tout traitement ultérieur en cas d'aggravation.

Ce n'est pas par ignorance ou par négligence que le médecin demande à ses patients de gérer ses symptômes « à l'économie », c'est bien parce qu'il sait que tout organisme met toujours en place des défenses naturelles à court et à long terme. L'excès thérapeutique peut gêner la mise en place de ces mécanismes et transformer une douleur aiguë bénigne en une maladie chronique redoutable. Hélas ! la communication des laboratoires étant d'une efficacité infinie, les migraines vierges de traitement et à évolution favorable auront probablement bientôt disparu des annales de la médecine.

La sensibilité à la migraine ne rend hélas pas sourd et aveugle à la publicité, surtout si celle-ci est savamment orchestrée face à des universitaires muets, face à des praticiens figés dans la routine de leurs actes courts et clos par une ordonnance dictée.

Praticiens léthargiques devant des études qui vous insultent, l'origine des ordonnances vous est déjà usurpée, bientôt vous serez spoliés de l'origine des diagnostics.

Dormez tranquilles, vos patients sont entre des mains savantes et « généreuses ».

FATIGUES

« Docteur, je suis fatigué(e). »

Une consultation débutant ainsi s'annonce difficile. La clinique et le dialogue y devront rivaliser de perfection. La fatigue possède deux défauts, elle est un symptôme imparfait et un mot peu précis. Le médecin devra être expert en sémiologie pour décortiquer le symptôme et habile en sémiotique pour affiner le mot. Très vite, il dégrossira l'intensité et la période ; la lassitude matinale et l'épuisement vespéral étant les deux extrémités de la ligne qui mène le praticien du psychologique au somatique. Dans le premier cas, il guidera la promenade du patient dans sa plainte jusqu'à ce que celui-ci aille buter de lui-même dans les mots simples de son étiologie, comme « découragement », « stress » ou « surmenage ». Dans le deuxième cas, il guettera l'essoufflement, la cachexie ou la consomption qui n'ont même plus besoin de leurs mots pour faire exister la maladie.

Dans les cas moins diserts, il faudra susciter des mots peu spontanés, non populaires, comme la « torpeur » ou la « prostration », qui, lorsqu'ils sont reconnus, s'ancrent plus profondément dans la pathologie qu'« abattement », « accablement », « harassement » ou « anéantissement » dont la charge est trop forte pour être indemne d'un romantisme suspect.

Il faut également compter avec l'inflation verbale de notre époque où les faits divers deviennent aisément « événements historiques » et où les non-événements « perdurent[1] » quand un média les relate plus d'une journée. Ainsi, la fatigue passagère d'un patient consommateur d'audiovisuel a de très fortes chances de se muer en perdurable.

Parler d'« asthénie » n'apportera aucun indice supplémentaire, cette fatigue médicale est inutile ; traduire un symptôme familier en symptôme pompeux ne suffit pas pour créer une maladie. Le patient asthénique, souvent valorisé par l'épithète, n'en sera pas plus affaibli pour autant. Les mots savants sont parfois un leurre qui détourne les vérités vers un verbe de plus en plus vide. La fatigue et la faiblesse ont leurs limites charnelles que le verbe ne permet pas de franchir. Il faudra au contraire scruter le mode non verbal, bien plus apte à restituer la crudité d'un essoufflement, la vérité d'une langueur ou d'une mollesse, l'évidence d'une atonie.

Et lorsque la langueur n'arrive pas à s'épandre en alanguissement, lorsque la dépression ne sombre pas dans l'affliction, lorsque l'atonie n'annonce aucune paralysie, lorsque la mollesse et l'ennui ne tendent pas vers l'enfer de la mélancolie, le clinicien devra encore se méfier du piège de la fatigue nue des infarctus indolores ou des embolies asymptomatiques. Ensuite seulement, le praticien lutin pourra batifoler avec ses patients autour de leurs peines passagères, le médecin philosophe pourra disserter avec eux sur l'asthénie psychique, et le technicien pourra

---

1. La mode médiatique actuelle est de remplacer le mot « durer » par le mot « perdurer ». C'est ainsi...

leur concocter à sa guise des menus de maladies ésotériques où ils pourront picorer à leur guise jusqu'à la satiété.

Parfois, lorsque la psychologie légère ou la grave organicité sont hors de cause, il subsiste les affres de la neurologie et de la psychiatrie lourdes, celles où derrière la fatigue et bien au-delà de l'apathie l'expertise clinique saura discerner les spectres de l'akinésie, de l'adynamie ou de l'aboulie [1], dont les noms, déjà, nous donnent le frisson.

Enfin, le soir, lorsque le praticien, doucement envahi par sa fatigue d'artisan, après la médecine et ses emphases, à peine libéré des espiègleries et des drames de sa « patientèle », doutant à nouveau de sa science précaire, se retrouve seul avec les reliefs des mots et des regards de la journée, il lui reste, toujours intactes, deux fatigues qu'il n'a pas abordées. Deux mots inusités, qu'il s'est gardés juste pour le plaisir, deux fatigues qu'il écrira peut-être, s'il est poète, juste au bas de son agenda, simplement pour qu'elles vivent encore un peu, deux mots qui n'ont pas de clinique et presque plus d'éclat, juste une sonorité reposante.

Ce sont la fourbure et l'ahan.

1. L'akinésie et l'adynamie sont la perte des mouvements, l'aboulie est la perte des envies. Ce sont des symptômes de maladies neurologiques ou de psychoses gravissimes.

RIEN DE RIEN

« Docteur, depuis le temps que je souffre, et on ne me trouve rien. »

La fréquence de cette phrase, entendue maintes fois, m'incite à une épistémologie du « rien médical ».

Classiquement, la démarche vers la vérité médicale commençait par le symptôme, il était le premier item, toujours présent, l'unique « moteur » médical; puis venait ensuite, de temps à autre, le diagnostic clinique, et, plus rarement, la preuve paraclinique [1]. Aujourd'hui, l'irréversible tournant « scientifique » de la médecine ne s'intéresse plus qu'à la preuve paraclinique; le diagnostic et, plus curieusement, le symptôme semblent n'intéresser plus personne, ni médecins ni patients!

Pourtant, l'occlusion intestinale, l'apoplexie, la fracture du tibia et l'épilepsie étaient des vérités purement cliniques que le patient et la science acceptaient comme telles. L'hystérie elle-même, la majestueuse, était incontestable.

Le développement de l'imagerie et de la biochimie a permis de confirmer certains faits cliniques et d'en préciser les causes et les variétés. Néanmoins, malgré les progrès fulgurants de ces examens dits

1. Les examens dits « paracliniques » comprennent les analyses et tests biologiques ainsi que toute l'imagerie (radio, écho, scanner, IRM).

complémentaires, de nombreuses maladies subsistent, n'ayant pas ou presque pas de signature paraclinique. Citons – la liste est bien plus longue – la schizophrénie, les tendinites, le malaise vagal, la migraine, certaines coliques néphrétiques, l'urticaire, le spasme du sanglot, la rupture des corps caverneux, le psoriasis ou même la péritonite.

Ces maladies existent vraiment, discrètes ou spectaculaires, parfois épouvantables, voire mortelles.

Toutefois, le pouvoir des technosciences est devenu si prépondérant dans l'esprit du public (grand ou petit) que l'absence de confirmation paraclinique équivaut à l'absence de tout, c'est-à-dire à rien. Telle est la rançon du progrès. Le clinicien et son patient dévêtu peuvent aller se rhabiller. Les porteurs de psoriasis, de coliques néphrétiques ou de migraines se plaignent qu'on ne leur trouve rien, même pas le gène responsable d'une éventuelle hérédité.

Vraiment rien.

Le paradoxe inverse est encore plus fréquent. Il concerne les personnes qui n'ont réellement rien ou presque, aucun symptôme, aucune plainte, aucune maladie, mais chez lesquelles le hasard d'un examen complémentaire systématique découvre « quelque chose » qui ne ressemble à « rien ». Cette découverte fortuite les répartira en deux camps, celui des anxieux qui voudront connaître le nom exact de ce « rien » et celui des ravis possédant la culture de l'artefact [1] et le discernement du rien.

1. Un artefact est une image qui ne correspond pas à une réalité physique, mais qui est un artifice produit par la technique elle-même.

La médecine négligera les ravis pour se repaître des anxieux sans jamais présumer de leurs mortalités respectives.

Enfin, un troisième groupe est constitué des plaignants tenaces chez lesquels le clinicien ne trouve rien et les examens paracliniques ne détectent rien. Ils sont devenus rarissimes à notre époque où l'imagerie par résonance magnétique pénètre jusqu'à nos muqueuses et où la tomographie cérébrale fonctionnelle à émissions de positons pénètre jusqu'à nos intentions. Ceux-là sont les plus malheureux, car leur plainte évolue dans le vide. L'auberge médicale n'est même pas capable de leur resservir ce qu'ils y apportent. Ceux-là ont la maladie la plus insolite de notre époque, peut-être la plus grave.

Celle du néant médical.

LA PREUVE

C'est chaque fois le même scénario, le petit commence à s'enrhumer sur l'autoroute au retour des vacances à la montagne.

L'allergologue n'a aucun doute, le petit est allergique au pollen et sa rhinite a bénéficié d'une accalmie temporaire dans la montagne où le pollen de graminées est rare.

Le papa n'a aucun doute, les vacances sont terminées et l'idée de reprendre l'école provoque quelques symptômes précurseurs, éventuellement bénéfiques.

Le psychologue n'a aucun doute, les vacances ont transformé les parents en adultes disponibles et le retour à la vie active inquiète l'enfant qui va devoir réaffronter leurs disputes et leurs punitions arbitraires.

Le grand frère n'a aucun doute, le rhume est dû à la pollution atmosphérique. Les autoroutes des vallées alpines sont saturées par le trafic des poids lourds.

La maman n'a aucun doute, son petit lui ressemble, elle avait le mal des transports à chaque voyage en voiture. Le rhume en est l'une des expressions.

La sœur cadette n'a aucun doute, son frère n'est pas enrhumé, il pleure et il renifle parce qu'il a raté sa deuxième étoile au ski.

Le généraliste n'a aucun doute, l'allergologie est une science complexe. Il faut dédramatiser, tout va s'arranger avec le temps, évitons les excès de traitement qui risquent d'aggraver le rhume et d'inquiéter l'enfant sur son état de santé.

Le père est trop sévère, le psychologue est trop « psy », le grand frère est trop militant, la mère est trop fusionnelle, la petite sœur est trop partiale, le généraliste est trop insouciant.

Tous ces théoriciens sont trop péremptoires, les théories ne sont rien sans les preuves.

Seul l'allergologue possède la preuve qui va renvoyer tous les autres doctrinaires à leurs chères études. Le test démontre formellement l'allergie aux graminées. Voici enfin une vraie « médecine basée

Ignorance - certitude - doute

sur les preuves [1] ». Le petit sera traité énergiquement et sans relâche jusqu'après la mort définitive de l'allergie ou la preuve (formelle évidemment) de l'inefficacité de tous les traitements (y compris la corticothérapie au long cours).

Il était un temps où les graminées n'avaient jamais croisé le chemin de la preuve, aujourd'hui la pollution est sur le point d'acquérir ses instruments de mesure, demain le mal des transports aura son test infaillible, un jour peut-être une caméra à positons permettra de quantifier la déception cérébrale après échec de la deuxième étoile au ski. On pourra traiter cette amertume jusqu'à sa mort ou jusqu'à la preuve (formelle bien sûr) de l'inefficacité de tous les traitements (y compris les psychotropes au long cours).

En attendant, le généraliste se trouve face à ses incompétences. Il ne peut pas lutter contre la preuve. Le rhume du petit finira par lui échapper.

L'époque qui a précédé la première preuve était celle de l'ignorance. La période entre la première et la deuxième preuve est celle de la certitude. La cohabitation de plusieurs preuves crée le temps du doute. L'excès de preuves nous ramènera à l'ignorance. Enfin la totalité des preuves est une utopie ridicule, mère de la thérapeutique totale ou de l'abstention.

---

1. La « médecine basée sur les preuves » (*Evidence based medicine* des Anglo-Saxons) est une expression consacrée qui décrit le nouveau courant médical basé sur l'essai randomisé et les biostatistiques. Il a permis de réels progrès thérapeutiques, mais il subit actuellement une distorsion dogmatique qui risque fort d'enliser le progrès médical.

En attendant, inconscient ou précurseur, je néglige le rhume de mes propres enfants et je suis désolé pour les enfants des autres, que je suis dans l'obligation de soigner à tout prix.

THS

Le traitement hormonal substitutif de la ménopause (THS) a été, dans l'histoire de la médecine, la première utilisation du mot « traitement » sans corrélation avec une maladie.

À titre d'exemple, le mot « traitement » n'avait pas été utilisé pour désigner les contraceptifs, les psychostimulants ou les produits dopants qui étaient, et restent considérés comme des actions non thérapeutiques destinées à orienter un organisme sain dans une direction para-physiologique.

Ainsi, le THS a constitué une révolution conceptuelle dont peu d'observateurs, médecins ou patients, ont vraiment noté l'importance. Il devenait donc possible de traiter, non pas une maladie, mais un état naturel de la vie, comme le serait un traitement de la puberté, de l'adolescence ou de la sénescence. Cette subtilité ne m'est pas apparue immédiatement, j'étais jeune, le progrès médical me fascinait ; il me fascine toujours. Pourtant, quelque chose d'indéfinissable me tracassait, un doute, une hésitation. La ménopause, produit de l'évolution, est certes un désagrément physiologique et culturel pour beaucoup de femmes, pourtant elle doit bien avoir sa raison ontogénétique, voire sanitaire.

J'ai donc prescrit ce THS avec retard et réticence, et uniquement à des femmes qui me paraissaient devoir en bénéficier largement [1]. Finalement, j'ai cédé, comme tous, sous la demande des patientes bien informées, par la presse féminine, de tous les bienfaits de ce traitement, et sous la pression des gynécologues souriant complaisamment de ma ringardise d'omnipraticien rétif aux progrès de la science médicale. Je suis parvenu à résister quatre ou cinq ans de plus avant de sombrer dans la prescription quasi systématique à chacune des demandes. Mes doutes intellectuels étaient déjà pénibles, de surcroît, il était devenu douloureux de me sentir complètement en dehors de mon temps. Et puis, toute obstination aurait été ridicule, les études scientifiques les plus sérieuses confirmaient l'intérêt de ce traitement à court, moyen et long terme. Nous pouvions, tout au plus, nous étonner du « long terme » après moins de quinze années de recul ! Il en était ainsi de l'enthousiasme de cette science du retour d'âge. Comment ne pas sombrer dans cette frénésie pour les années climatériques, comment ne pas partager cet engouement empreint des effluves de l'éternité ?

Affaire classée.

Aujourd'hui, deux études [2] viennent de bouleverser ce paradis consensuel et cette euphorie thérapeutique.

---

1. Soit pour des bouffées de chaleur très invalidantes, soit pour un risque ostéoporotique majeur.

2. Grady D. et coll., « Heart and Estrogen/Progestin replacement study follow-up (HERS) », *JAMA* 2002, 288, 49-57. Women's Health Initiative (WHI) : plusieurs articles, *JAMA*, en 2002 et 2003.

Le résultat est à l'opposé de celui escompté. Le THS est devenu dangereux. Certains spécialistes ne veulent plus en entendre parler ou presque plus [1]. Certaines femmes, désormais éconduites par leur gynécologue, viennent quémander cette vieille cure de jouvence auprès de leur médecin traitant. Que faire ? Qui croire ?

Personnellement, je continue à en prescrire, avec le plus de discernement possible, aux patientes qui me semblent pouvoir en bénéficier pendant quelques années. Bien qu'il ne s'agisse toujours pas d'un véritable traitement, je suis convaincu que cet appoint thérapeutique peut aider ou soulager temporairement certaines femmes.

Serait-il devenu paradoxalement démodé de penser ainsi ?

En plus de la conviction d'une nécessité de modestie et de pondération en matière sanitaire, cette grotesque affaire m'a apporté deux autres enseignements, l'un sur ma pratique personnelle, l'autre sur la médecine en général. J'ai pris conscience, avec bonheur et fierté, que j'avais passé ma vie, sans le savoir, comme M. Jourdain, à soigner de vrais patients, non pas des objets statistiques, non pas des sujets d'études randomisées [2]. Enfin, j'ai constaté que la médecine, après avoir découvert de nombreux traitements pour diverses maladies, continuait à rencontrer de grandes difficultés pour ajuster la thérapeutique de la vie.

---

1. Le nombre de femmes occidentales traitées est passé brutalement de cent millions à cinquante millions.

2. Signifie « par tirage au hasard » (de l'anglais : *random*). Se dit des études où les sujets sont sélectionnés au hasard et répartis en deux groupes homogènes pour diminuer les biais statistiques.

AMPOULES BUVABLES

Dans une société judéo-chrétienne où la souffrance, la rédemption, la culpabilité et le péché servent de catalyseurs et d'objectifs, il est indispensable que la mousse au chocolat soit mauvaise pour la santé. Ce principe a son palindrome : ce qui est bon pour la santé se doit d'être écœurant. Des générations d'enfants l'ont compris, la force réelle de l'huile de foie de morue résidait autant dans son goût abominable que dans sa richesse en vitamine D.

De telles évidences n'ont pas échappé aux premiers fournisseurs de fortifiants labellisés qui se sont appliqués à y conserver la pestilence, en maintenant obstinément une forme liquide dont le but était bien de répandre l'horrible goût sur toute la surface de nos papilles gustatives et d'incruster le fumet nauséabond dans nos fosses nasales.

Rien ne pouvait atténuer la barbarie de cet instant de fortification, sauf peut-être les propriétés magiques de l'ampoule de verre contenant la dose de perlimpinpin. Effilée avec grâce à ses deux bouts, elle ne livrait sa liqueur qu'après d'habiles manœuvres effectuées par une mère experte et résolue au bien de son enfant. Il fallait tout d'abord s'emparer de la petite scie, simple lamelle de métal, elle était coincée dans la fente spéciale d'un écrin en carton découpé et plié avec génie. Chaque ampoule de verre y occupait – et, paraît-il, y occupe toujours – une place dont elle ne pouvait sortir ni par renversement ni par secousse. Il fallait décoincer l'ampoule avec l'index appliqué sur une première pointe – l'enfant ignorait que les pointes de verre étaient émoussées –, cela donnait au geste maternel un héroïsme incitant déjà à la soumission. Extraire la deuxième pointe du cercle étroit de sa logette était plus facile. Puis venait l'épreuve du sciage avec ses nombreux risques d'échec. Inscrire deux traits de scie aux deux jonctions de l'ampoule et de ses pointes, à l'endroit précis où le diamètre est convenable, en forçant juste assez pour rayer le verre sans le briser, un trait sans bavure afin d'éviter que de petits éclats de verre ne transforment en drame cette banalité sanitaire. Après cette prouesse, il restait à vivre l'essentiel de la magie. La première pointe tenue fermement entre le pouce et l'index était cassée d'un coup sec en émettant un « poc » à nul autre pareil. Et, miracle, cet orifice pourtant ouvert au-dessus du gobelet ne laissait échapper aucune goutte de la précieuse boisson. Véritable défi à la pesanteur. Il fallait attendre le deuxième « poc » encore plus précis – la manœuvre exigeait l'immobilité au-dessus du récipient – pour voir enfin s'écouler, ininterrompu, le filet du placebo qu'il faudrait se forcer à boire.

Prix à payer pour la magie.

Plus tard sont arrivées les scies avec petit manche en plastique, l'objet devenait intéressant à collectionner, premiers outils de maquettiste. Avec le temps, j'obtins même le droit de garder les ampoules vides, pourtant coupantes, je les rangeais dans leur logement initial pour restituer presque à l'identique la petite pharmacie de verre. Lorsque sont arrivées les premières ampoules autocassables, j'avais un peu grandi et je commençais déjà à suspecter l'inutilité de tous ces adjuvants à ma saine nourriture. Le spectacle avait perdu la moitié de son attrait, seul un accident comme un doigt venant s'écraser en saignant sur un trait de coupe préfabriqué et défectueux pouvait éventuellement stimuler, faute de fortifier.

Aujourd'hui, toutes les ampoules sont autocassables et les galénistes [1] ont inventé des fortifiants en sirops aromatisés au goût des chérubins, ou pire, en gélules sans étape gustative.

Mais à quoi donc peuvent-ils bien servir ?

SEIN, DIVORCE ET CALCULETTE

Si, au cours des siècles, la calculette avait été utilisée aussi immodérément que le sabre et le goupillon, les cultures de l'humanité n'auraient pas la riche diversité que nous leur connaissons.

La calculette, cette jeune pédagogue, n'a toujours pas réussi à changer le cours de nos cognitions, et nous continuons à préférer, très largement, notre ésotérisme à son verdict.

Prenons le sein, sur lequel nous avons tant de plaisir à poser la main, et dont nous épousons avec conviction les possédantes. Il arrive que ce sein abandonné

1. Ingénieurs de l'industrie pharmaceutique chargés de la forme et de la présentation des médicaments.

par un mari ingrat ou ayant fui une paume devenue trop rugueuse soit atteint par le cancer. D'aucuns, nombreux, ont alors l'intime conviction que le divorce a fait le lit du cancer. Ce genre d'affirmation est courant, il est assez conforme à nos intuitions et à notre éducation.

Pourquoi pas en effet ?

Prenons la calculette, cette broyeuse de magie, elle nous apprend que, dans notre pays, chaque année voit apparaître trente mille nouveaux cas de cancers du sein et cent vingt mille nouveaux divorces. Les choses sont ainsi. Il n'y a aucun commentaire sensé à faire sur ces deux incidences [1] brutes et brutales : cent cancers du sein pour cent mille femmes et quatre cents divorces pour cent mille femmes.

Les scientifiques, tout naturellement, ne croient pas que cette redoutable maladie puisse être causée par le stress d'un divorce ; ils jugent inutile de faire des études sur ces influences psychologiques très marginales. Malgré tout, certains chercheurs ont cru bon de prouver qu'aucun stress n'avait d'influence sur les récidives d'un cancer déjà connu [2]. Si la rechute elle-même est non influençable, le déclenchement initial, *a fortiori*, ne l'est certainement pas.

Dans l'autre camp, les accros du « psy », ceux pour qui ces trois lettres sont la cause universelle de tous nos maux, continueront à affirmer que le divorce est seul en cause, même plus de cinq ans après le drame conjugal.

1. L'incidence est le nombre de nouveaux cas dans une population donnée.

2. Graham, *British Medical Journal* 2002, 324, 1420, 1422.

Une formule simple [1] permet de connaître avec précision la malheureuse coïncidence entre un divorce et la survenue d'un cancer du sein dans les cinq années suivantes. Ce chiffre, en France, est de mille huit cents femmes, MILLE HUIT CENTS malheureuses vivant les deux drames uniquement par le fait du hasard statistique et non par un quelconque lien de causalité.

Si une seule de ces femmes parle à la télévision, son témoignage unique entraîne immédiatement, là est le but, une forte augmentation du nombre des convaincus de la causalité psychologique.

Et si, par malice médiatique, on en faisait parler mille à la télévision, les plus rigoureux des biostatisticiens finiraient par douter. Et si, enfin, par perversité médiatique, on arrivait à faire parler les mille huit cents, exactement le nombre du pur hasard, les plus puristes des scientifiques se précipiteraient dans leur cave pour y ranger leur calculette et reprendre leur goupillon [2].

Ou leur sabre.

---

1. Si K % est l'incidence du cancer du sein et D % l'incidence du divorce, la probabilité de voir chaque année un divorce et un cancer du sein en même temps dans les cinq ans qui suivent le divorce est de : K % × D % + 2 × K % × D % + 3 × K % × D % + 4 × K % × D % + 5 × K % × D %. Soit 100 × 400 + 2 × 100 × 400 + 3 × 100 × 400, etc./10^{10}, soit 6 pour 100 000. Ainsi sur les 30 millions de femmes françaises, on comptera logiquement, chaque année, 1 800 femmes ayant eu un cancer du sein dans les cinq années suivant leur divorce.

2. Ce genre de sujet sera certainement longtemps source de polémiques. J'accepte volontiers l'idée qu'un stress puisse orienter partiellement la survenue ou l'évolution de certaines maladies, même les plus graves d'entre elles. Cependant, il ne paraît pas possible actuellement d'en apporter la moindre preuve en ce qui concerne le cancer du sein (affaire à suivre...).

FUSIBLE

La grande majorité des humains, en évoquant leur mort, avouent préférer, sans ambiguïté ni hésitation, une mort brutale. La diversité apparaît pour les circonstances : sommeil ou action ; pour le lieu : falaise ou canapé ; pour les témoins : amant ou parente. Quelles que soient ces variantes culturelles, l'unisson se fait autour de la rapidité et de l'absence de souffrance. Vite et bien. Chacun va même jusqu'à rêver le scénario : un matin sans réveil après un accident vasculaire cérébral, une embolie dans l'Himalaya, une apnée au décours d'une extase, un infarctus en plein coït ou, pourquoi pas, l'étreinte d'un kamikaze.

La nature – c'est sa nature – ne prête habituellement aucune attention à nos morts individuelles, ses préoccupations se situent bien avant, au niveau de la reproduction ; la biologie n'a que faire des individus une fois qu'ils se sont répliqués pour la survie d'une espèce. Pourtant, chez l'homme, la nature, fatiguée de nos réquisitoires pour la mort brutale, a fini par mettre au point le fusible cardio-vasculaire. Invention en marge de la sélection naturelle, pour permettre aux individus de notre espèce sans prédateurs de disjoncter d'un coup.

Le système cardio-vasculaire a des origines frustes, sa tuyauterie sommaire remonte à des époques sans finalité où l'irrigation était triviale comme un ruisseau ou un jet d'urine. Les caillots, les virages de l'artère sylvienne, la ténuité des coronaires, les bouchons d'athérome, les ruptures d'anévrisme et les troubles du rythme sont des trouvailles plus récentes de l'ontogenèse pour favoriser les morts sans équivoque, et éviter la vaine attente d'un impossible prédateur.

Voilà maintenant que les hommes font désormais l'impossible pour supprimer le fusible cardio-vasculaire. Ils oppriment leurs émotions, réduisent leur tension artérielle, dégraissent leurs artères, posent des piles sur leurs systoles, brûlent leurs sucres et introduisent des ressorts pour dilater leurs coronaires. Comme si la disjonction brutale ne les intéressait plus !

Que veulent-ils donc vraiment ?

Difficile de savoir, car aussitôt l'interrogation posée ils continuent invariablement de préférer la mort brutale, ils refusent presque unanimement la mort lente et les avaries qui la précèdent.

La nature, avec son fusible cardio-vasculaire savamment concocté, s'en trouve toute désemparée. *Sapiens* est bien une espèce complexe et marginale, la logique naturelle et le bon sens biologique semblent avoir déserté ses individus.

La nature s'en doutait un peu, mais pas à ce point-là.

AUTOMÉDICATION

Pendant longtemps, l'institution pharmaceutique a clairement séparé les médicaments dits « conseils » des médicaments dits « éthiques ». Les premiers étant délivrés sans ordonnance, non remboursés et autorisés à la publicité directe, les seconds étant réservés à la prescription médicale, remboursés et interdits de publicité auprès du grand public.

Bien que de nombreux produits « conseils » aient été et restent dangereux (aspirines, anti-inflammatoires, laxatifs), il était tacitement admis que les produits « éthiques » étaient plus toxiques et plus difficiles à utiliser.

Récemment, l'engouement du public pour l'automédication et la réticence croissante des ministères à de nouveaux remboursements ont progressivement amené les industriels du médicament à une confusion des genres, faisant passer la publicité joyeusement d'une classe à l'autre en surfant sur la toxicité.

Nul n'hésite à promouvoir, à la télévision ou dans de grands médias, des anti-inflammatoires au long cours, des antimigraineux à la moindre douleur, des médicaments qui tuent pour soigner des impuissances passagères, de mystérieuses hormones pour prévenir la vieillesse. Le consommateur, telle est sa fonction, mord à chacun des hameçons, et le marché, telle est sa vocation, offre la lune, sans se préoccuper du carburant pour le retour. La destruction rénale, la pharma-

devoir d'information

codépendance et les douleurs chroniques induites n'étant pas des arguments vendeurs, ces ennuis, pourtant fréquents, ne sont pas évoqués quand il s'agit de vendre des « produits conseils ».

À mon militantisme dérisoire pour la santé publique, les plus libéraux opposent que chacun est libre dans ses options tabagiques ou médicamenteuses. Ces ultras-là ont raison sur tous les points, à l'exception du devoir d'information. Ils me rétorquent alors qu'ils font, eux aussi, de l'information. Ils ont encore raison...

La plupart des télévisions leur appartiennent.

En suivant cette logique, dans les prochaines années, l'essentiel de la tâche du médecin consistera à protéger ses patients contre la pharmacie. L'humanité se répartira en deux groupes : les « automédiqués » qui pourront zapper sur la médecine qu'ils méritent, comme ils zappent déjà aujourd'hui sur la chaîne qu'ils méritent, et les autres, ceux qui se confieront aux médecins rescapés du zapping.

HUMOUR DÉPASSÉ

Deux blagues médicales éculées continuent à me plaire :

« La vie est une maladie mortelle sexuellement transmissible » et l'épitaphe sur la tombe de l'hypocondriaque : « Je vous l'avais bien dit. »

Cet humour d'apparence facile était une forme achevée de la philosophie et de la sagesse médicales. Pourtant, ces plaisanteries, déjà usées comme des histoires de comptoir, risquent à leur tour de tomber en désuétude.

Un jour, le clonage pourra transmettre la vie par des voies non sexuelles ; certes, la vie continuera longtemps à être une maladie mortelle, mais son épidémiologie aura changé.

Bientôt, l'hypocondriaque et le malade imaginaire vont disparaître et se transformer en vrais malades, le décryptage génétique sera preste à leur découvrir un allèle expliquant leur prédisposition à l'imaginaire.

Le clinicien poète pourrait se désoler de cette évolution voyant disparaître progressivement le sexe et l'imagination, il aurait tort, car la vie restera pleine d'aléas dont le dernier sera toujours fatal. Quant à l'hypocondriaque, revigoré par son nouveau statut, il concevra de nouvelles lamentations ou de plus nobles combats.

Les humoristes devront alors renouveler leur répertoire, par exemple : « La vie est une maladie génétique au pronostic sombre » et l'épitaphe de l'hypocondriaque : « Malgré son handicap génétique, il a lutté pour survivre. » (La médecine aura été, une fois de plus, incapable de le sauver !)

TROP TUE

Nous en avons la certitude pour le tabac et la crème Chantilly, nous le supputons pour le chocolat, la masturbation et les moules-frites, l'excès est néfaste. Rien que de très normal pour ces maléfices issus de nos cuisines et de nos fantasmes. Mais, ô surprise, l'hygiène, fleuron de civilisation, étendard du médecin, l'hygiène, dis-je, se trouve être désignée, à son tour, pour la nocivité de ses excès.

Les premiers doutes sont apparus avec la poliomyélite [1], cependant la preuve formelle n'a pas pu être établie avant l'arrivée, très opportune, du vaccin. Puis, assurément, l'excès d'hygiène a induit des vaginites et des névroses obsessionnelles. Aujourd'hui l'accusation la plus sérieuse s'exprime dans la théorie hygiéniste de l'allergie qui devient de plus en plus crédible [2].

La France, dont la réputation de saleté est un sujet de blagues pour nos voisins, compte beaucoup moins d'allergiques que les pays anglo-saxons où chaque bactérie, y compris la plus amicale, est considérée comme une terroriste. Hélas, en matière d'hygiène, il semble que l'excès nous rattrape toujours ; si les Français

1. On a en effet constaté une corrélation entre l'incidence de cette maladie et l'augmentation de l'hygiène et du niveau de vie dans la plupart des pays développés.

2. Tout en reconnaissant que la multiplication des nouveaux matériaux et composés chimiques qui nous entourent est une cause fort probable de l'augmentation du nombre des allergies.

utilisent peu le savon pourtant accessible aux budgets les plus modestes, ils utilisent en revanche beaucoup d'antibiotiques dispendieux mais remboursés. Cette particularité d'un consumérisme médicamenteux débridé nous donne le record mondial de résistance aux antibiotiques faisant du pneumocoque français le plus résistant et le plus agressif de tous ; preuve supplémentaire de la nocivité de tous les excès. Cette démesure est néfaste, aussi bien dans le strict cadre de la biologie, où nous pouvions nous y attendre, que dans le champ de la sociologie où nous voyons l'excès de protection sociale favoriser la résistance et la virulence du pneumocoque. Cette virulence annule les bienfaits de notre vieille tradition hypo-hygiéniste avec nos fromages fermentés et odorants qui nous prémunissent contre l'allergie.

Décidément, le trop est toujours trop, quel que soit son domaine d'application. Trop d'impôt tue l'impôt, trop de social tue le social, trop d'hygiène tue l'hygiène, trop tue.

Depuis Lyell [1] et Darwin, nous savons que toutes les évolutions géologiques ou biologiques s'effectuent avec lenteur et sans excès. Les sociétés humaines peuvent-elles échapper à cet universalisme de la modération ? Il semble bien que non, et que *sapiens*, naturellement enclin à l'excès, doive, lui aussi, s'y soumettre ou se démettre.

D'où l'urgence d'interdire définitivement toute publicité pour les moules-frites.

1. Il est le premier à avoir réfuté la thèse du catastrophisme en géologie.

BARBIERS

L'Afrique était belle de son élan vital et un peu stupide de ses rites. Elle m'a appris la futilité de la médecine lorsque manquent les céréales, l'eau potable et le tout-à-l'égout. Heureusement, nous avions la chirurgie, l'obstétrique et les vaccins pour consoler notre sentiment de vacuité. Tout le reste était agitation de savant. Grandiloquence.

J'imaginais les médecins au début de notre siècle des Lumières. Ils étaient en froid avec les chirurgiens, ils formaient une caste à part. Ils étaient isolés, désemparés devant les maux de la misère, contre laquelle la médecine n'a jamais rien su faire. Pour compenser, ils lisaient incessamment les livres de Galien [1], vieux de plus de quinze siècles, et les commentaient en latin. Péroraisons.

Les chirurgiens, quant à eux, étaient encore barbiers [2]. Ils apprenaient maladroitement la médecine au chevet des malades, les mains dans la chair et le sang. Dégradant.

À la fin du XVIIIe siècle, la Société royale de médecine, puis la Constituante ont imposé la réunion de la médecine et de la chirurgie en une seule école,

1. Médecin grec de l'Antiquité à l'origine de la théorie des quatre humeurs : sang, bile, pituite et atrabile.

2. Les barbiers ont exercé la chirurgie pendant de nombreux siècles, jusqu'aux Lumières, sous le regard méprisant des médecins.

permettant deux siècles de progrès médicaux [1]. Vertigineux.

Aujourd'hui, nouvelle régression, rares sont les médecins qui trempent le bout de leur doigt dans la chair, et le nombre des anesthésistes, chirurgiens et obstétriciens diminue de façon dramatique. Métiers devenus juridiquement trop dangereux. Parallèlement, le nombre de spécialités mollassonnes, dédiées au confort, à l'apparence ou à une illusoire prévention, augmente considérablement. Médecine de cinq à sept où les Purgon emprisonnent les Argan [2] dans leur grandiloquence avec plus de coercition, puisqu'ils ont désormais la complicité des marchands, des médias, et même, ce qui est pire, de l'Université.

Étonnant renversement de situation. Les cultures ont des errements imprévisibles. Demain, nous demanderons à l'Afrique de venir inciser nos abcès et césariser nos ventres pour protéger notre immédiateté. Nous les mépriserons aussi discrètement que des maçons ritals ou des barbiers d'antan. Nos maisons et nos chairs, protégées par ces artisans, seront confortables pour nos effets de manche et nos péroraisons.

L'Afrique sera belle de son élan vital, et stupide de nos barbiers.

---

1. Les écoles de médecine et de chirurgie ont été très longtemps séparées.

2. Purgon est le médecin, Argan est le malade imaginaire dans la pièce de Molière.

CHAMP MÉDICAL ET PRINCIPE VITAL

Le principe vital est celui d'un état de crise perpétuelle. Un organisme vivant réassure en permanence un équilibre fragile avec son environnement, effort adaptatif incessant dont le terme, au niveau individuel, est l'échec de la mort, obligeant la fuite en avant de la reproduction.

Pour définir le champ d'application d'une médecine biologiquement rationnelle, il faudrait commencer par déterminer un seuil au-delà duquel cet effort adaptatif lui-même devient délétère à titre individuel ou défavorable à la reproduction. Cette limite est difficile à situer, notre connaissance darwinienne nous porte à croire qu'elle se situe très haut pour chaque espèce et chaque individu. La théorie évolutive stipule en effet que devant tout obstacle ou handicap, la vie cherche d'abord la voie du bénéfice possible, même si ce bénéfice n'est pas évident *a priori*.

Si nous n'intervenions réellement qu'à partir de ce niveau rehaussé à sa juste place, cela entraînerait une restriction drastique du champ médical et de la notion de maladie.

Canguilhem avait bien exprimé ce principe vital et la restriction corollaire de la notion de pathologie : « Guérir consiste à inventer de nouvelles normes de vie, parfois supérieures aux anciennes. »

De plus en plus, nos sociétés occidentales tendent à considérer que chaque crise adaptative relève de l'intervention médicale, cela revient à faire coïncider très exactement le champ médical avec celui de la vie. La vie serait ainsi médicale, donc pathologique. Comme si la médecine moderne, en soignant obstinément la crise perpétuelle du principe vital, voulait paradoxalement éradiquer la vie.

Les plus méchants de mes critiques diront que ce sont bien là les élucubrations philosophiques d'un médecin postmoderne qui, de surcroît, crache dans la soupe.

C'est pourquoi je retourne vite au concret de ma profession. Auprès de mes patients porteurs de prothèses métalliques de hanche et de genou, d'artères en Teflon, de seins en silicone, de piles pour leur cœur, de préservatifs en latex, de stimulateurs cérébraux pour leur Parkinson ou leur Alzheimer, d'anneaux autour de leur estomac, de défibrillateurs implantables [1], de perruques, de faux cils, de fausses valves cardiaques, d'électrodes pour leurs douleurs, de ressorts pour dilater leurs artères coronaires. Tout ce beau monde prothétique possède également de nombreuses prothèses chimiques et pharmacologiques, moins triviales que celles de ma liste, mais bien plus nombreuses. Ces dernières interposent plus insidieusement des barrières entre la vie et son environnement en privant celle-ci de ses facultés adaptatives, donc de son autonomie.

Donc de son principe vital.

Disparue leur faculté à gérer le sommeil, le stress ou la douleur. Amputée leur aptitude à régler l'acidité gastrique ou le transit intestinal. Détraqué, leur fragile

1. Il s'agit de la miniaturisation d'appareils pour électrochocs cardiaques. Implantés à l'intérieur du corps, ils s'actionnent automatiquement en cas d'arrêt cardiaque.

dispositif de faim et de satiété. Déréglé leur subtil mécanisme des *feed-back* hormonaux. Épuisées leurs ressources cognitives des andropauses et ménopauses.

D'autres critiques, probablement moins acérées, diront qu'il s'agit maintenant de spéculations physiologiques.

Assurément, le médecin, dès qu'il s'exerce à la philosophie ou à la physiologie, finit par sombrer dans l'élucubration ou la spéculation, toutes deux non propices à la sérénité du soin.

Alors le soignant retourne au turbin, dans la queue leu leu de ses patients où il sera forcé d'admettre que son champ d'action n'est plus de protéger ou de soutenir discrètement le principe vital, mais bien de le remplacer par d'exubérantes prothèses.

ANGORA

Elle m'a appelé pour son mari, un grand, très grand cardiaque. Je prends huit médicaments différents rien que pour le cœur, me dit-il. Être cardiaque est un statut. L'appartement est plutôt luxueux. Du sixième étage, une grande partie de la ville est bien visible.

Huit médicaments ! Que serait son cœur sans ces piliers chimiques ? Je l'ignore. Lui est certain qu'il est en vie grâce à eux. Un cœur sert au mouvement, le sien ne quitte jamais son appartement. Toute sa vie se résume à être en vie.

Tout à coup, j'aperçois le lapin, un angora de taille adulte surpris par les cliquetis de mon fourbi d'omnipraticien, il vient de détaler entre les meubles du salon. Je sursaute, il ne s'agit pas d'un lapin nain. Elle me rassure. Non, je n'ai pas eu peur, juste un peu surpris, c'est tout. Un lapin de huit livres, au moins ! Elle, elle prend des antidépresseurs depuis longtemps, le ciel gris, la ville, la tristesse des actualités, les voisins bruyants, la misère du monde, la maladie de son mari. Le lapin dérape sur le carrelage du hall... Est-ce qu'il ronge les meubles et les tapis ? Non, il ne ronge rien. Il a été bien éduqué ! Deux antidépresseurs différents, un pour le soir et un pour le matin. Les journées sont longues en appartement, mon mari ne me parle jamais, nos enfants habitent très loin. Un lapin qui ne ronge pas doit être dégénéré ou névrosé. Je crois savoir que les léporidés [1] doivent impérativement user leurs dents qui ne cessent jamais de pousser. Les antidépresseurs me font du bien, j'en ai besoin, mon mari me fatigue, il est trop dépendant de moi. Le lapin saute plusieurs fois en l'air. Il n'a pas beaucoup de place pour courir, les meubles, vous savez docteur, on en accumule dans une vie. Mon mari a un très bon cardiologue, il lui a déjà sauvé deux fois la vie... Parfois, je me demande s'il n'aurait pas mieux valu... Excusez-moi, j'ai honte de dire des choses comme ça. L'angora vient de sauter sur le fauteuil. Non, non, madame, tout le monde a le droit d'avoir de telles pensées... Je profite du silence qui suit pour ranger mes affaires. Votre lapin ne ronge vraiment jamais rien. Jamais. C'est extraordinaire. Donc, au téléphone, vous me disiez

1. Famille des lièvres et lapins.

que votre mari est de plus en plus fatigué. Pourtant son cœur m'a paru bien tenir le coup. Je me demande s'il tolère bien les deux derniers médicaments. Oh ! non, mon mari supporte tout ! Même moi, c'est vous dire. Rires. Vous voyez, les antidépresseurs me font du bien. Et si l'on essayait de supprimer un ou deux médicaments quelques jours, juste pour faire un test. Oh ! non, s'il arrive quelque chose à mon mari, le cardiologue me le reprocherait ! C'est un grand professeur, vous savez. Il faudrait aussi me donner quelque chose pour dormir... Elle me montre son mari du menton... Il ronfle beaucoup la nuit...

Le lapin est tranquille, le silence a repris ses droits. Ma visite est terminée...

J'ai réussi à négocier pour les somnifères. Le lapin m'a accompagné jusqu'à la porte. Les deux humains étaient trop fatigués, je leur ai dit de ne pas se déranger, que je me débrouillerai bien tout seul. Je ne prends pas l'ascenseur pour descendre. Je n'aime pas. Le plus souvent, je monte aussi à pied, c'est bon pour le cœur. Je ne prends pas de médicaments contre ma phobie des ascenseurs, je me la trouve sympathique ! Inimaginable, un lagomorphe [1] qui ne ronge pas, encore plus inconcevable qu'un homme qui ne bouge pas. La domestication, tout de même ! C'est en observant les animaux domestiques que Darwin a compris la forte pression de la sélection artificielle et qu'il en a déduit les lois de la sélection naturelle. Où vont donc nous mener toutes ces pilules pour le cœur ? Cet homme et cette femme m'ont amusé avec leurs convictions de causalité unilatérale. Si un médicament est

---

1. Ordre proche de celui des rongeurs et auquel appartiennent les lièvres et les lapins.

supprimé et qu'il arrive un malheur, ce retrait en sera la cause ; par contre, si un ou deux médicaments ont été ajoutés et qu'un incident quelconque est survenu, ces nouveaux comprimés ne pouvaient pas en être la cause. La qualité « bénéfique » est beaucoup plus intrinsèque à un médicament que la qualité « rongeur » à un lagomorphe. J'ai trouvé que le cœur de notre homme n'était pas plus engorgé que d'habitude, les médicaments, sans doute, ou bien une prodigieuse faculté d'adaptation à l'immobilisme. Cette femme, quant à elle, supporte apparemment assez mal la vie en général et son cardiaque de conjoint en particulier. Heureusement, le cardiologue tient beaucoup à son mari et elle ne veut absolument pas faire de peine au cardiologue. Quel charisme, ce professeur ! Je viens déjà d'arriver en bas des six étages, descente ou montée, je suis souvent surpris du peu. L'effort reste l'unique prévention efficace contre les infarctus et les insuffisances cardiaques. Je devrais le dire au cardiologue. Non, j'ai peur qu'il se fâche en me rétorquant qu'il faut à tout prix ménager le cœur de son patient. Son charisme m'a déjà vaincu. Invraisemblable, un lapin qui ne ronge pas ! Peut-être lui donnent-ils un médicament pour empêcher ses dents de pousser. Ce cardiologue a du talent, magistral, il parvient à ressusciter le mari, et pontifical, il canonise la femme en lui confiant les médicaments qui empêchent la mort de son époux. Béatification par une thérapie inversée, pharmacologie indirecte sur la culpabilité, coopération par le comprimé. Je devrais aller le consulter ; pas pour mon cœur, qui, pour l'instant, me supporte, mais pour mes doutes coupables sur la médecine et pour mes certitudes brutalement effondrées sur les rongeurs et les lagomorphes. Singulier, cet angora-là ! Cette femme était finalement émouvante avec ses antidépresseurs et son remords d'avoir osé envisager la mort de son mari. J'ai peut-être eu tort pour les somnifères, j'aurais dû lui en donner. Non, si son mari venait à mourir, une nuit, elle se reprocherait d'avoir dormi ; elle m'en rendrait éventuellement coupable. J'aurais alors eu doublement tort. Les médicaments, quand ils ne sont pas pour le cœur, il faut les donner avec le cœur. Il n'y a pas d'autre choix possible.

Comme les angoras, les cardiologues sont le terme ultime de la sélection artificielle.

TEST MENTAL

Le « MMS [1] » est une méthode très simple pour dépister et diagnostiquer la démence sénile et la maladie d'Alzheimer avec une bonne précision. Il consiste en une série de questions et de tests faciles dont le total se note sur trente.

Je me souviens avec émotion d'une anecdote avec une patiente presque nonagénaire à qui je faisais passer ce test mental, probablement à tort, étant donné que la perte ou la diminution des facultés cognitives à cet âge

1. *Mini Mental State* avec l'invasion anglo-saxonne. En français : mini-test mental. Les langues vivantes ont fait passer MMS dans les mœurs, et comme souvent, on finit par oublier la signification exacte du sigle.

signifie plus souvent déclin naturel que réelle maladie [1]. Elle était en train d'échouer à une question sur trois et commençait à paniquer à l'idée d'être recalée. Son mari, déjà nonagénaire, souffrait pour elle et tentait parfois discrètement de l'aider, se doutant que ce soutien, peu académique, ne devait pas être propice à un bon diagnostic. Elle, de son côté, souriait radieusement à chaque bonne réponse fournie avec ou sans aide conjugale. Ce couple totalisait soixante-sept ans de mariage, chiffre qui m'imposait un affectueux respect. Je décidai alors de les laisser continuer de répondre à deux et les y encourageai même. Ils en furent ravis, d'autant plus que, malgré quelques autres réponses inexactes, ils furent officiellement admis au MMS et évitèrent ainsi, de justesse, le couperet d'un diagnostic terrible de maladie d'Alzheimer ou, plus horrible, de démence sénile. J'espérais secrètement qu'aucun de leurs six enfants, quinze petits-enfants et vingt et un arrière-petits-enfants n'irait leur suggérer une consultation chez un neurologue moins indulgent que moi.

Permettre à la conjugalité d'éviter un diagnostic solitaire est un bonheur qu'il faut savoir offrir.

Attention.

Je mets fin à l'évocation romantique de ce vieux couple, et, plus brutalement, je viens profiter de mes essais littéraires pour proposer une thèse à

1. En disant cela, j'ai la certitude de m'attirer les foudres des neurologues et gériatres et de me situer hors de la pensée dominante où la vieillesse naturelle est une notion violemment refusée. N'étant pas systématiquement rebelle à ma Faculté et au paradigme dominant, j'utilise parfois ce test avec des nonagénaires pour être un bon élève.

l'Université, preuves à l'appui, dans la plus traditionnelle démarche scientifique dont voici l'argumentation.

L'expérience de terrain montre que, à cet âge, aucun médicament n'est efficace sur les facultés mentales ; il est même bénéfique de les supprimer tous, et plus particulièrement les psychotropes [1]. Les rares méthodes thérapeutiques ayant apporté leurs preuves sur l'Alzheimer sont les caresses, l'exercice, les stimulations et l'affection de l'entourage [2]. Un diagnostic de certitude n'est pas indispensable à obtenir avant ce genre de prescriptions [3].

La neurophysiologie et les sciences cognitives nous enseignent que les vieux couples constituent une entité biologique à part entière ; le métabolisme, les facultés intellectuelles, l'immunité et le système endocrinien de chaque individu étant irréversiblement empreints de ceux du conjoint.

Enfin, la définition consensuelle de la vieillesse donnée par les collèges de gériatrie est « la perte de l'autonomie ».

Ainsi, au-delà d'un certain nombre d'années de mariage ou de vie commune, que nous pourrions (arbitrairement pour commencer) fixer à soixante, il

---

1. Somnifères, tranquillisants, antidépresseurs, neuroleptiques.

2. La marche améliore la maladie. Abbott R. D. et coll., *JAMA* 2004, 292, 1447-1453. L'exercice physique aussi. Weuve J., *JAMA* 2004, 292. 1454-1461.

3. Les autorisations de mise sur le marché des médicaments prétendus innovants exigent souvent un diagnostic certain avant prescription. C'est pourquoi toutes les publications de l'industrie pharmaceutique poussent « très éthiquement » plus au diagnostic qu'à la prescription.

devient licite de mesurer la cognition, non plus au niveau de l'individu, mais au niveau du couple et d'en valider le résultat dans la démarche diagnostique.

Plus prosaïquement, il suffira d'un (ou une) seul conducteur pour la voiture, un seul cuisinier pour les œufs sur le plat, un seul lecteur pour le journal, une seule mémoire pour les clés, un seul auditeur pour le téléphone, pour que le couple soit jugé apte à ces tâches quotidiennes.

Mieux, nous pouvons considérer que l'autonomie et la cognition, évaluées sur un seul individu du couple, sont des valeurs inexactes, biaisées par l'amputation de son coeffecteur métabolique, endocrinien et cognitif.

Je demande donc officiellement que soit labellisé et validé le « MMS à deux » après soixante ans de mariage.

Qui oserait encore parler de romantisme ?

INDUSTRIE

Tout médecin qui, prenant le temps de lever le nez, se met à réfléchir à son ouvrage en arrive, tôt ou tard, à une critique de ses rapports avec l'industrie pharmaceutique.

Il commence souvent par diaboliser ces commerçants dont il ressent avoir été l'instrument sournoisement manipulé. L'accusation serait injuste et grossière, car il s'est largement servi, lui aussi, de tous ces médicaments rutilants lui permettant de faire des actes courts et d'augmenter son rendement. Il doit honnêtement avouer que la cupidité, immiscée dans leur relation, est bien partagée.

Il est parfois tenté de dénigrer en bloc toutes ces chimies dont il voit ses patients de plus en plus dépendants, prisonniers eux aussi du piège de la facilité. Ce serait encore abusif, car si quatre-vingt-dix pour cent des médicaments sont inutiles ou nuisibles, les dix pour cent restants sont si précieux aux patients et aux médecins qu'il ne faut pas en discréditer les fabricants, au risque (très faible) de les décourager.

L'attaque frontale enfin, polémique ou politique, contre les industriels du médicament, serait une aventure suicidaire en raison de l'incommensurable puissance de l'adversaire. À une ou deux exceptions près, les rares universitaires qui ont tenté le choc frontal n'ont trouvé, dans leur agonie, ni le soutien de leurs pairs ni celui de leur justice.

Ces trois écueils évités, le médecin doit constater, bon gré mal gré, qu'il travaille dans le même camp que celui de l'industrie. Il ne reste alors que deux stratégies permettant de sublimer l'ambiguïté de leurs rapports.

La première consiste à élever drastiquement son niveau d'exigence envers ce partenaire prestigieux. Je n'ai rien à exiger des négociants d'armes ou de cigarettes, leur monde est si distant du mien que leur cupidité ne pourra jamais m'atteindre.

La seconde consiste à se remettre au centre du soin. Le médecin s'est en effet, à son insu, et par négligence, laissé mettre sur le bas-côté du système sanitaire. Les industriels essaient désormais de traiter directement avec les patients et les ministres.

Ces deux stratégies sont complémentaires, les armes y sont multiples et douces : recommencer à palper les ventres, lire une presse indépendante, ne plus regarder sa montre, faire payer ses explications à un prix plus fort que celui de ses prescriptions, relever le niveau de réflexion bien au-dessus du résultat de l'essai randomisé [1] fourni par un laboratoire ou des universitaires à sa solde, ne pas recopier la prescription recommandée par la voisine ou suggérée par l'article de *L'Express*, ne pas oublier que la plupart des diagnostics sont impossibles chez un patient qui consomme plus de trois médicaments à la fois, penser à soigner un individu plutôt qu'une statistique.

Être clinicien.

INVENTAIRE

Les réserves mondiales de pétrole s'épuisent et je suis de plus en plus fatigué quand je monte les escaliers. J'ai eu ma première douleur au genou le lendemain de l'élection de Chirac. Le nombre d'ordinations de prêtres diminue alors que la température de la planète augmente. Les jeunes sont de plus en plus grands depuis la fin de la guerre. Il a fait sa première crise d'épilepsie une semaine après le vaccin de la rou-

1. Un essai clinique est dit randomisé (de l'anglais *random*, « hasard ») lorsque deux groupes de patients sont tirés au hasard pour des études statistiques.

geole. J'ai mal à l'épaule chaque fois que je lève le bras. Le chômage augmente et le prix des légumes aussi. Depuis les trente-cinq heures, les gens sont de plus en plus paresseux. J'ai eu des démangeaisons juste après avoir pris ce comprimé. Il a eu sa leucémie juste après son licenciement. J'ai pensé à lui juste avant qu'il me téléphone. J'ai mal au genou quand il fait humide. Il y a de plus en plus d'inondations et les pommes sont de moins en moins goûteuses. Moins il y a de plombiers, plus il y a d'homosexuels. Plus on paie d'impôts, plus j'ai d'eczéma. Quand ma femme a ses règles, elle rate sa mayonnaise. En faisant l'amour à la pleine lune, on a plus de chances d'avoir un garçon. Mes migraines ont diminué depuis que je prends ce médicament. Les antibiotiques me fatiguent et les gens sont méchants. Les soucis me font grossir et j'ai hérité des rhumatismes de mon père. Tiens, en France, il y a autant d'adhérents à l'UMP que de malades du sida [1]. Ce n'est pas étonnant qu'il ait toujours mal au ventre, parce qu'il est un peu bizarre. On lui a trouvé son cancer du côlon juste un an après son déménagement. Elle a été renversée par une voiture après avoir mangé des moules marinières. On lui a fait un pontage des coronaires et il est toujours vivant.

1. En 2002, la prévalence du sida en France était de 130 000, exactement comme le nombre d'adhérents à l'Union pour la majorité présidentielle. Il faut avoir l'esprit vraiment tordu pour faire un quelconque rapprochement entre ces deux chiffres ! Pourtant les chiffres sont bien là. J'aurais pu choisir le Parti socialiste, mais ils ne sont que 120 000. Je crois qu'en 2004 la prévalence du sida est passé à 120 000. Je suggère au Parti socialiste d'augmenter le nombre de ses partisans, car on n'est jamais à l'abri des maladies...

Le docteur n'arrête pas de me dire que je confonds corrélation et causalité, il m'énerve avec ses mots savants. Il s'intéresse exclusivement à mon mal d'épaule quand je lève le bras, là, il me dit qu'il pourrait bien y avoir un rapport direct.

Ah ! tout de même !

LE MARCHÉ DU « MOI »

En médecine, la querelle du psychique et de l'organique dure depuis les Grecs, avec alternance des vainqueurs au fil des époques et des pays. Aujourd'hui, très rares sont les médecins qui savent démêler, avec art, le fil d'Ariane des pathologies en considérant équitablement le « soma » et la « psyché ». Il n'est nul besoin d'être un grand prophète pour savoir que la querelle de l'inné et de l'acquis durera aussi longtemps que l'humanité.

Des organiciens fanatiques qui souhaiteraient démontrer que les thérapeutes du « moi » sont tous aussi charlatans que Lacan, ou des psychanalystes qui voudraient révéler la part de l'autosuggestion dans les succès dont se flattent chirurgiens et cancérologues, ne pourraient jamais réaliser aucune étude clinique crédible. Même en utilisant la fameuse méthode contre placebo, car en de tels domaines les « biais » de sélection, de définition et d'interprétation sont innombrables.

Il nous reste donc la possibilité d'utiliser les statistiques financières dont la réputation de sérieux est mondialement notoire. Le principe est simple. À niveau sanitaire équivalent, c'est-à-dire dans un pays donné à une période donnée, si le marché du « psy » augmente, le marché du « soma » doit logiquement diminuer et inversement. Examinons le cas de la France et voyons si ce principe commercial élémentaire s'y applique. Que constatons-nous ?

La réponse est presque incluse dans la perfidie de la question, nous constatons que notre pays échappe en grande partie à cette logique financière. Il convient ici de faire des nuances propres aux particularités françaises. En effet, une part très importante du marché sanitaire est remboursée par la Sécurité sociale. Il existe donc quatre sous-marchés : le psy remboursé (nommons-le PR), le psy non remboursé (PNR), le soma remboursé (SR), le soma non remboursé (SNR).

Le PR subit une rapide augmentation puisque nous détenons le record mondial de l'ingestion de psychotropes. Le SR subit une forte augmentation et aggrave le « trou de la Sécu » désormais familier. Par ailleurs, le SNR baisse, alors que le PNR augmente de façon vertigineuse avec envahissement des médias par tous les artistes et les camelots du psy. L'angoisse est toujours très vendeuse.

Cela mène à deux groupes de conclusions (évidemment provisoires).

1/ Le marché officiel, remboursé, voit augmenter de façon paradoxale les deux secteurs psy et soma, tendant ainsi à prouver, soit que notre pays est vraiment très malade, soit que le remboursement perturbe à la fois les règles du marché et celles de la santé.

2/ Dans le non-remboursé, la logique est plus conforme à la querelle ancestrale et aux règles du marché, puisque nous constatons que l'audience du psy augmente quand le marché du soma se dégrade, et inversement. Cependant, il s'agit désormais de logiques où l'unique vérité est celle du marketing. La santé y devient hors sujet...

Depuis les Grecs, c'est la seule véritable nouveauté !

PLACEBO PASTEURIEN

Pasteur ne serait pas le génie que l'histoire honore si les microbes avaient été son unique découverte. Alors que ses théories enthousiasmaient déjà ses contemporains (ce qui est rare), il les mettait en garde contre le dogmatisme du « tout exogène », évoquant très tôt la notion de « terrain » comme autre facteur probable de la maladie. Sur ce deuxième aspect de ses théories, ses contemporains ne l'ont pas suivi (ce qui est fréquent). L'idée du méchant microbe attaquant le bon homme était en effet si conforme aux attendus que la révolution dite « pasteurienne » a été accueillie avec le triomphe que l'on sait.

Le diable et les esprits du mal, espèces d'ancêtres des bactéries, infiltrant, eux aussi, nos corps à notre insu, avaient connu une longue période de gloire, et avaient, en quelque sorte, préparé le succès des microbes. D'un côté, le mal venait toujours de l'extérieur, cela respectait la tradition, et de l'autre, cette science toute nouvelle annonçait la révolution. Ce fut un vrai miracle, puisque Pasteur, gloire à lui, a permis la vulgarisation de l'asepsie et de la vaccination, capables, à elles deux, de résumer toute la médecine, tant elles ont sauvé de vies.

Ce dogme du « tout exogène » a pris une telle vigueur que plus rien ne semble être capable de le détrôner. Les maléfices, les microbes, les virus et les allergènes pénètrent nos corps sans défense, et les médecins sont là pour l'exorcisme. Même Freud, en bâtissant des mythes sur notre enfance, a réussi l'exploit de reporter toute l'« exogénose » sur l'éducation parentale ; il est en cela plus pasteurien que Pasteur qui, redisons-le, a combattu dès le début le dogme du tout exogène. La génétique aurait dû logiquement recentrer la cause du mal en nous ; elle eut l'effet opposé en introduisant l'idée d'une agression bien antérieure à notre fécondation. Les chimistes et les psychanalystes ont tous confirmé la présence de ces agresseurs externes et proposent leurs services pour les chasser ; cependant, il faut bien le préciser, ce sera très long et très coûteux !

Les chirurgiens osent parfois aller timidement à contre-courant en extrayant une tumeur venue de l'intérieur... Ils se trompent forcément... Un précurseur externe de ce mal nous avait, sans aucun doute, pénétré auparavant.

Oui, nous sommes éternellement forts et sains, et lorsque parfois il nous arrive de mourir, cela ne signe pas notre fragilité intime, ce ne peut être que le résultat des maléfices d'un microbe, d'un ancêtre ou d'une canicule.

L'arrivée récente de la neuroplasticité et des sciences cognitives pourrait peut-être atténuer le dogme du tout exogène et rendre à l'apprentissage sa place humaine, pourtant je crains que les « exogénistes » n'aient déjà trouvé le gène de la dépression, le virus de la sénescence, le facteur de l'obésité, et l'allergène de la fragilité caniculaire.

D'accord, je triche un peu avec les mots et je galèje avec les dogmes ; ce sont mes rames pour naviguer sur l'océan de la pathologie. Je n'irai pas jusqu'à nier qu'il faut parfois, pour rester sain, en plus de la suggestibilité ou de l'apprentissage, un peu d'insuline ou d'antibiotiques...

Tiens justement... Les antibiotiques, je me demande pourquoi ils donnent si souvent l'impression de guérir, y compris lorsqu'ils sont prescrits à tort et à travers.

Guérir après un antibiotique apporte la preuve incontestable que le mal venait bien de l'extérieur, dédouanant ainsi le patient de toute faiblesse endogène ou passagère. Cette idée doit être si confortable que je la crois capable de stimuler nos défenses immunitaires ! Suprême effet placebo, pouvant expliquer, en partie, l'échec des antibiotiques dans les fièvres de nourrissons n'ayant aucune honte de leurs « endogénoses ».

L'antibiotique, cet emblème, serait alors vraiment le plus noble de tous les placebos, il nous aurait été légué par un noble savant.

Ce serait un vrai placebo pasteurien !

REVANCHE DE LA RATE

Certains organes ne servent à rien, véritables camouflets à nos certitudes déterministes, ils doivent être traités comme des hérétiques. Nous nous y employons, parfois avec bonheur. Considérons l'appendice, probable résidu d'une évolution ratée, accroché comme un parasite à l'intestin, il n'a jamais trouvé sa voie entre un grêle orgueilleux de ses volutes et un côlon trônant comme un pacha sur le monde des tripes. Comble enfin de son hérésie, ce misérable appendicule s'enfle parfois comme une grenouille, pantin abdominal allant, l'effronté, jusqu'à l'abcès, menaçant alors tout le péritoine et tout son hôte.

Reconnaissons-lui au moins le mérite d'avoir permis le triomphe de la chirurgie, sans laquelle la médecine sauveuse de vies serait réduite à sa portion congrue.

La vésicule biliaire peut prétendre à la même inutilité et à de pires nuisances. En ses vains tourbillons de bile, elle façonne des cailloux qui vont empierrer nos voies biliaires, voire les obstruer, engorgeant le foie ou le pancréas, et colorant en jaune l'antichambre de la mort. Merci malgré tout à cette vésicule qui a contribué, elle aussi, à améliorer la dextérité de nos chirurgiens.

Quant à la rate, énigmatique, tous les doutes sont permis à son sujet. Malgré sa taille importante, elle est négligée de l'anatomie et méprisée des étudiants.

N'eussent été les volants de voitures où elle vient s'éclater et une chanson de comique troupier où elle vient se dilater, le peuple, pourtant souverain, n'aurait jamais connu l'existence de la rate. Les hématologues ont parfois essayé la grandiloquence : « organe lymphoïde ou hématopoïétique », ou esquissé le lyrisme : « cimetière de nos globules rouges », ces tentatives n'ont laissé subsister qu'une misérable image de croque-mort.

Qu'est donc devenue cette rate prestigieuse qui sécrétait l'« atrabile », l'une des quatre humeurs fondamentales [1] ?

Éclatée sur le tableau de bord ou simplement fissurée, elle est enlevée par le chirurgien sans peine et sans gloire, juste pour l'empêcher de saigner. La rate, encore innocente, n'a même pas le panache de s'enflammer avant de nous quitter comme le font l'appendice et la vésicule.

Elle rate tout, même sa sortie.

J'ai pourtant comme une intuition, sans aucun fondement scientifique ou empirique, une espèce d'intuition qui provient peut-être de ma rate. Un jour, j'en suis certain, la rate prendra sa revanche. Le déterminisme aura disparu depuis longtemps, l'organisme ne sera plus qu'un amas d'organes agencés pour la survie, c'est alors et alors seulement que la rate se manifestera par une maladie mirobolante et totalement inconnue, ce sera une ratite, une ratoptose, une ratergie, un ratome ou une ratorrhée, peu importe son nom. Cette

1. Dans la médecine classique, jusqu'au XIXe siècle, le corps avait quatre humeurs fondamentales : le sang, la bile, la pituite et l'atrabile, sécrétées respectivement par le cœur, le foie, le cerveau et la rate.

maladie ne sera pas apocalyptique, l'apocalypse étant par nature déterministe, mais elle sera, au moins, redoutable, au pire, incompréhensible.

La rate, organe saugrenu, enfin vengée de siècles de mépris, hystérique et enflammée, secrète et douloureuse, plus atrabilaire que jamais. La rate, fidèle à mon rendez-vous prémonitoire, grotesquement belle, boursouflée par son ratome, suintante de sa ratorrhée, nécrosée par ses ratoptoses, prurigineuse de sa ratergie, enflammée de sa ratite.

Superbement médicale et vraiment dilatée.

THERMOMÈTRE

L'idée d'une progression linéaire de la connaissance est largement répandue, y compris dans le monde scientifique. Les historiens des sciences constatent au contraire les innombrables régressions de la connaissance au cours des siècles. Ce leurre d'un progrès continu relève de deux explications. La première est la survie généralement plus longue et plus éclatante des théories exactes qui dissimulent les régressions passées et les erreurs présentes. La seconde est l'explosion technologique actuelle qui est vécue comme une forme d'achèvement de la connaissance.

La fièvre est l'un des plus anciens symptômes décrits. Nos ancêtres du paléolithique savaient probablement déjà la reconnaître et la relier à la morbidité. Il semble qu'ensuite ce symptôme ait perdu de son acuité au profit des examens visuels d'urines ou d'humeurs diverses. Le thermomètre médical a été inventé au début du XVIIe siècle par Santorio, son usage est resté discret, quasi oublié pendant près de trois siècles. Il a connu son triomphe avec la médecine pasteurienne, redonnant à la fièvre son rang de symptôme primordial de l'infection et de l'inflammation.

J'ai appris de ma grand-mère et de mes maîtres à faire un usage immodéré du thermomètre pour décider de la socialité des symptômes. Devenu externe des hôpitaux, mes premiers gestes furent de toucher le front des patients et d'observer la courbe de température au pied de leur lit.

Aujourd'hui, le tiers de mes patients ne possède pas de thermomètre, un autre tiers ne l'utilise jamais avant de venir me consulter, et le troisième tiers l'utilise sans conviction ou sans la régularité que je préconise pour aider mes décisions. En effet, au cœur de notre déraison technologique, il est devenu difficile d'accorder le moindre statut à cet outil de verre d'apparence obsolète et dont la cible, anale, est outrancière ou suspecte.

Pourtant, la fièvre reste, à ma connaissance, le premier symptôme, le dernier aussi, et parfois le seul à témoigner de la réalité des infections et d'un grand nombre de pathologies inflammatoires.

Cette histoire cyclique du thermomètre et sa quasi-disparition actuelle prouvent bien la non-linéarité du progrès ; nous sommes en train d'assister, en temps réel, à une régression de la connaissance que nous mettrons des siècles à combler.

Un jour, beaucoup plus tard, un chercheur redécouvrira les vertus diagnostiques et pronostiques de la température corporelle. Il inventera une machine sophistiquée, baignant le corps entier, pour en déceler les variations infimes. Il établira sur son ordinateur les algorithmes de l'action et de l'abstention.

Il faudra patienter encore de longs siècles pour qu'un historien réhabilite les gestes et les mots de nos mères et de nos grand-mères, qui, après avoir examiné la hauteur du mercure, nous disaient, péremptoires, en secouant énergiquement le thermomètre pour le préparer à un prochain verdict :

« Tu n'as rien, tu peux aller à l'école. »

Et c'était vrai.

LE CARABIN DÉMOCRATE

La maladie d'Alzheimer se caractérise par une baisse sensible des facultés cognitives. Sachant qu'une baisse légère et progressive de ces mêmes facultés se constate naturellement au cours de la sénescence, le diagnostic de cette maladie n'est pas toujours facile.

Lorsqu'un patient cultivé et intellectuellement brillant accuse une baisse brutale de ses capacités, le diagnostic est évident. À l'opposé, chez un homme peu communicatif, nourri à la lecture du bulletin paroissial et spectateur exclusif des plateaux de télé-variétés, le repérage sera plus difficile, car le patient pourra poursuivre ces deux activités jusqu'à la mort, sans que son visage ne trahisse le moindre signe de changement du niveau de compréhension.

Ces deux cas extrêmes sont rares ; le plus souvent, l'étiolement cognitif est progressif jusqu'au jour où le diagnostic est posé, transformant la déchéance naturelle en une maladie. La limite est arbitraire.

Deux études (sérieuses comme toujours) viennent de prouver que plus on part de haut, moins on arrive bas et plus le déclin a des chances d'être lent [1]. D'autres études pointent les dépressions et troubles psychiques préalables comme facteurs d'aggravation. Le carabin peut alors plaisanter sur ce diagnostic démocratique, qui, une fois posé, vient corriger ces inégalités de départ, et permettre ainsi la revanche des imbéciles et des dépressifs !

Tous les médicaments proposés sont, à l'évidence, inutiles. Certains donnent une illusion passagère d'amélioration qui permet de mieux les « vendre » aux maisons de retraite et aux expérimentateurs. Cette illusion a un nom, dans d'autres disciplines, elle s'appelle le « dopage ». Logique infernale du cache-misère, dont il semble que la médecine n'arrivera décidément pas à sortir.

Le plaisantin démocrate continue à se réjouir de cette inefficacité des médicaments. En effet, la vie est pourvoyeuse d'inégalités criantes dont la moindre n'est pas celle des facultés intellectuelles. Dans ce domaine, les injustices de départ ne font que s'aggraver sous la pression d'une société bêtifiante qui prend les imbéciles en otage derrière ses écrans, ses propa-

---

1. Richards M. et coll., « Capacités cognitives dans l'enfance et déclin cognitif en milieu de vie ». *British Medical Journal*, 2004, 328, 552-555. Qiu C. et coll., « Influence of education on clinically diagnosed dementia », *Arch Neurol*, 2001, 58, 2034-2039.

gandes et ses leurres. Imaginons un médicament miraculeux permettant aux vieux déments de retrouver leur vernis intellectuel d'antan ; cette thérapeutique, malgré toute sa magie, ne permettrait pas aux vieux cons de recouvrer une cognition qu'ils n'ont jamais eue ! Cette médication-là serait franchement inégalitaire !

Hélas ! la liesse du carabin démocrate ne peut dissimuler plus longtemps le rire jaune du médecin en échec devant cette terrible maladie. Les traitements seront très certainement préventifs et comportementaux. La maladie d'Alzheimer pourrait être une occasion unique de faire de belles études sur la neuroplasticité et sur les facteurs environnementaux, affectifs et intellectuels de la sénescence cognitive. J'ai bien peur, hélas, que nous nous enferrions dans la recherche tapageuse de nouvelles prothèses pharmacologiques qui vont nous éloigner de l'essentiel de la neurophysiologie. Ce genre de tapage commence toujours par la découverte d'un gène prédisposant à la maladie ; comme par hasard, il est déjà prétendument trouvé [1].

La démence a trouvé bon gène... si jamais la connerie trouve le sien... l'égalité n'est pas pour demain.

---

1. Il s'agit du gène codant l'apolipoprotéine E. L'allèle prédisposant serait le epsilon 4. Les études sur son rapport avec l'incidence de la maladie sont pour l'instant assez médiocres. Khachaturian A. S. et coll., *Archives générales de psychiatrie*, 2004, 6l, 518-524.

CHRONICITÉ PRIVÉE

Du temps de Molière, éviter les médecins permettait d'échapper à la mort provoquée par leurs purges, décoctions ou saignées. Les malades ne devaient leur survie qu'à leur seule bonne nature. Parfois, ils avaient la faiblesse d'en attribuer le mérite et la gloire au médecin pour lui plaire. C'était déjà le placebo.

En ces temps-là, les patients ressortaient de la médecine, morts ou guéris. Jamais d'à-peu-près, jamais de demi-mesure, pas la moindre médiocrité.

Depuis Claude Bernard, le médecin étant réellement bien plus savant, lui plaire est devenu indispensable. Le patient ne peut plus se permettre d'attribuer les succès à sa bonne nature, le médecin, désormais si précieux, pourrait en prendre ombrage.

L'art de plaire a progressé aux allures de la science.

Ces progrès bilatéraux ont modifié les comportements et engendré de nouvelles pathologies, essentiellement chroniques.

La chronicité est un cadeau que se font mutuellement le médecin et son patient.

Le patient offre la chronicité à son médecin pour obtenir l'assurance de sa confortable présence et satisfaire son lucre. Le médecin dispense la chronicité à son patient pour lui garantir les soins et l'assurer de sa vigilance. Il n'y a que des gagnants, à l'exception de la guérison qui a perdu ses impétrants.

Malgré l'émergence de la médiocrité, ce système pourrait être satisfaisant, s'il ne s'était enfermé dans l'autogestion avec un risque accru de négliger l'urgence et la pathologie aiguë.

Le patient chronique est devenu un véritable malade professionnel, titulaire de son CAP de malade, il connaît les codes d'accès au système, il sait séduire et minauder, il est sous protection. De son côté, le médecin apprécie ce patient facile et soumis, parfois non malade, fusionnant avec les dogmes et s'intégrant progressivement à la grande famille médicale.

Lorsqu'un patient, allochtone ou porteur de pathologie aiguë, tente de s'immiscer dans cette tranquille harmonie, il risque de rester à la porte.

Ce nouveau communautarisme ne touche pas que la médecine. Les politiciens discutent de problèmes électoraux ou régaliens, en oubliant le citoyen dans sa quotidienneté. Les journalistes s'invitent et promeuvent mutuellement leurs écrits dans des émissions où le sage n'est plus convié. De la même façon, nous pourrons bientôt voir les patients chroniques et les médecins se congratuler, enfermés dans leur chronicité privée où ne parviendront même plus les gémissements des patients aigus, novices ou étrangers.

Porte définitivement fermée aux porteurs d'abcès non professionnels, aux clients non abonnés, n'ayant besoin que d'un coup de bistouri et de rien d'autre.

IMPOSSIBLE CLINIQUE

Les souffrances humaines étaient déjà cliniques bien avant la communication verbale, plaintes subjectives ou symptômes objectifs émis par un homme et interprétés par un autre. Des millénaires d'empirisme sur ces signaux ont forgé une science exacte : la sémiologie clinique. L'expression « science exacte » risque d'en contrarier plus d'un, épistémologue, relativiste ou technicien.

Pourtant, il n'en faut point douter, les réalités cliniques sont aussi des réalités !

Dans plus de 96 % des cas, la température et l'auscultation suffisent pour affirmer le diagnostic d'une pneumonie chez l'enfant. Le clinicien a toujours fait ce diagnostic facile avec son thermomètre et son stéthoscope et avec un faible niveau de doute ou d'hésitation. Pourtant, depuis l'invention de la radiographie pulmonaire, il a pris l'habitude quasi réflexe de chercher la preuve par l'image. Le cumul incessant des preuves étant une obsession louable.

Dans ce cas précis de la pneumopathie, il a fallu se rendre à l'évidence, les images radiologiques sont inconstantes, et ne deviennent évidentes qu'au cours ou au décours de la guérison. Dans le jargon médical, nous disons que la radio est en retard sur la clinique. Ce décalage est habituel dans notre pratique médicale quotidienne, nous le retrouvons pour de nombreuses analyses sérologiques.

C'est pourquoi le bon clinicien, certain de son art, ne devrait plus demander de radiographie, en accord avec les recommandations de l'OMS, et d'autant plus que le pronostic de la pneumopathie est indépendant de la présence ou non de signes radiographiques [1].

Mais notre monde n'est plus celui, humain, des réalités éphémères, il est devenu celui, juridique, des preuves durables. Le mot « clinique » est obsolète, le mercure dans sa colonne et le râle sous le stéthoscope sont suspects de leur précarité, seule une trace argentique incrustée dans le Celluloïd possède la longévité qui convient.

Sans image, il n'y a même plus de diagnostic. Une radiographie normale jettera une suspicion d'abus diagnostique sur le clinicien et une image suspecte conduira chez le spécialiste, entendu qu'il est devenu plus important de soigner les images que de soigner les enfants.

Bien mieux, les pneumopathies infantiles sont le plus souvent virales et bénignes et ne nécessitent aucun traitement en dehors du repos et de l'hydratation.

Imaginez aujourd'hui l'ébahissement des parents devant un praticien affirmant la pneumonie de leur enfant, ne lui pratiquant pas de radio, ne lui prescrivant aucun traitement à l'exception d'un peu d'eau et de paracétamol, et ne proposant rien de plus qu'un contrôle quotidien de la température et un rendez-vous dans trois jours pour une simple auscultation. Ce praticien devrait aller chercher ses avocats à

1. Lynch T. et coll., *Pediatrics* 2004, 113 (3), 186-189.

Genève, aux portes de l'OMS, l'entreprise serait coûteuse et le succès incertain.

Voici pourquoi l'expert clinicien, fatigué d'avance par de vaines explications, prescrira radios et traitements inutiles, remboursés par la société et attendus par les parents.

Après la guérison (souvent plus tardive qu'en cas d'abstention), une deuxième radiographie confirmera l'amélioration de l'image et la justesse du traitement. L'illusion technique aura encore un peu grignoté le bon sens.

Le praticien justifiera sa mièvrerie par l'excuse de vivre avec son temps. Il lui restera, comme luxe scientifique, celui de l'abstention totale avec ses propres enfants.

DOULEURS

Francis Ponge l'aurait dit, il suffit d'un rien pour passer de couleurs à douleurs. Paul Eluard l'aurait insinué, les douleurs sont l'arc-en-ciel d'une médecine incolore. Sa raison d'être. L'artisan du soin ne peut s'y soustraire sans être nihiliste ou suicidaire. La douleur interdit l'indolence verbale ou médicale.

Qui donc fut le premier de la douleur ou du soin ?

Quelques douleurs muettes ont pu, çà et là, précéder le premier soin ; assurément, ces algies d'avant les mots possédaient à peine un visage ; puis la sollicitude, enfin, leur a conféré l'éloquence.

Aucune n'a son pareil, chacune a son exubérance. La colique néphrétique fulgure et s'agite en tous sens, la cruralgie se concentre sur l'idée d'un chemin possible pour la vrille du mal, la blessure cornéenne n'en finit jamais d'enfler sous sa paupière gorgée de larmes inefficaces. Ces trois-là et quelques autres, dont les spasmes tonitruants de la parturiente, ont une objectivité palpable faite de mots, de gestes et de silences intelligibles. Pour les autres douleurs, innombrables, aiguës ou chroniques, la subjectivité est souvent importante.

Il n'est pas question ici des douleurs morales, lesquelles ont depuis longtemps outrepassé la sémiologie et se résument à une subjectivité qui les décrit et les contient entièrement ; non, je veux bien parler des douleurs dites « organiques » ou « physiques », au sein desquelles, par d'incessantes reptations culturelles, le sujet tout entier a réussi à s'immiscer progressivement. La connaissance a mis le mental au sein même des fibres tendineuses et des cartilages articulaires ; la plupart de nos radicules nerveuses sont imbibées de nos psychés, notre péristaltisme intestinal est gorgé de nos souvenirs, rares sont les muscles lisses demeurés vierges de nos fantasmes et plus un seul de nos muscles striés n'est indemne de nos insomnies. Le savoir des algies se devait d'être érudition, hélas, il n'en fut rien.

Progressivement, par de subtils et politiques va-et-vient entre plaintes et bienveillances, l'analgésie est à son tour devenue culturelle, voire civilisatrice. Elle a également reconquis l'espace abandonné des douleurs morales, retransformant les psychotropes en antalgiques [1] au même titre que la morphine.

Dans notre petit Occident où deux blocs culturels ont longtemps cohabité, le soin des douleurs était logiquement devenu bipartite : anglo-saxon ou méditerranéen.

Les Anglo-Saxons ont, les premiers, vulgarisé la morphine, et ont longtemps moqué notre timidité latine devant la douleur des autres. Les Latins ont diversement abusé d'alcool ou de psychotropes pour amputer la part morale des douleurs physiques. Aujourd'hui, la globalisation, c'est son rôle, uniformise le soin des douleurs. Les Méditerranéens utilisent désormais la morphine jusque dans l'arthrose et les douleurs de l'enfant, et les Anglo-Saxons abusent tout autant d'alcool et de psychotropes.

Le monde est-il sur le point de devenir indolore, et Ponge ou Eluard auraient-ils une idée sur le rien qui nous reste à franchir ?

L'ACTE COURT

À la messe, le dimanche, le chiffre d'affaires de la quête dépend uniquement du nombre des fidèles, chacun d'eux y donne chichement. Cléricale ou bou-

1. Actuellement, les anciens antidépresseurs tricycliques et certains anciens antiépileptiques sont largement utilisés dans le traitement des douleurs « organiques » chroniques.

langère, la règle des gagne-petit est la même, plus on a de clients, plus on gagne. Heureusement, pour sa paroisse, le curé reçoit parfois le gros héritage d'un dévot sans descendance. Le boulanger, quant à lui, artisan de pain blanc, a su se muer en artiste avec ses pains multiples en arômes et en tarifs.

Le médecin n'est pas tout à fait un gagne-petit. Libéral, comme son cousin notaire ou avocat, il fait partie des nantis à col blanc. Mais que l'on gagne peu ou prou, le besoin d'un peu plus est un mal ancestral. Le médecin, ne disposant ni de dévots ni de liberté tarifaire, ne peut compter que sur le nombre des fidèles qui, fort heureusement pour lui, ne cesse de croître. Bénis soient-ils tous ces affligés de la déréliction, venant toujours plus nombreux, payer leur écot pour cinq ou dix minutes de musique physiologique au rythme de l'ordonnance.

Le médecin étant payé à l'acte au tarif unique, cet acte est devenu, avec le temps, de plus en plus court. Cependant, il serait hâtif de considérer l'acte court comme le résultat exclusif de la cupidité des médecins. L'acte court a été largement encouragé par tous les acteurs et clients de la santé ; à vrai dire, il est le pilier de notre système sanitaire basé sur l'inflation de l'offre commerciale et le leurre politique de l'assistance sociale. Chaque patient, pouvant consommer des actes courts à l'infini, obtient ainsi la preuve *a posteriori* de l'utilité de ses cotisations sociales.

L'acte court est cliniquement misérable, il oblige le praticien à prescrire analyses et radios, actes toujours plus brefs où toute suspicion génère de nouveaux actes courts : un résultat chiffré proche d'une limite incite à une nouvelle vérification, une ombre à la radio invite au scanner.

Par son stakhanovisme, l'acte court médicalise tous les aléas de la vie et de la technologie.

L'acte court est très prescripteur, à ce titre il est d'utilité économique en faisant tourner la machine sanitaire dont notre PIB a de plus en plus besoin. La prescription, substitut au dialogue et à l'éducation, fait le bonheur de l'industrie pharmaceutique dont la recherche et la pédagogie s'inscrivent précisément dans la logique de l'acte court.

Acte court et prescription se renforcent et se justifient mutuellement à l'intérieur du paradigme dominant de l'immédiateté sanitaire.

Enfin, dans une société de plus en plus procédurière, l'acte court est une protection juridique assez efficace pour le médecin ; en effet, en repoussant indéfiniment l'implication d'un prestataire d'acte court au prestataire suivant, la responsabilité se dilue entre tous les intervenants. Les avocats qui épient le marché de la santé attendent goulûment celui qui donnera le premier coup de bistouri, osera la première décision thérapeutique globale ou convaincra le patient de retourner chez lui dans l'abandon médical. Tous ces actes longs ou définitifs étant *a priori* suspects de décision péremptoire donc d'erreur coupable.

La belle entité médicale humaine est engloutie sous les actes courts. C'est le choix le plus simple, peut-être le seul possible, d'autant plus qu'attendent au bout de nos tergiversations les juristes et les avocats, de plus en plus nombreux ; les universités en forment aujourd'hui quatre pour un médecin, quatre cents pour un chirurgien ; ces hommes de loi se sont spécialisés dans l'acte pointilleux et long.

Ils sont payés à l'heure.

MÉDECINE SPÉCIALE

Aller voir le cardiologue pour un mal au cœur est logique. Peu importe si ce mal avait été confondu avec un mal d'œsophage, car il y a aussi des spécialistes de cet organe. Pour le mal de veine, consulter le phlébologue risque de vexer le cardiologue qui se sent naturellement investi de tout le système cardiovasculaire comprenant cœur, artères et veines. Nul ne sait pourquoi les veines avec leur ridicule paroi flasque ont su se créer leur propre spécialité. Curieusement, il n'existe pas d'« artériologue ». Les vaisseaux lymphatiques, eux, ont leurs spécialistes, ce sont les hématologues qui s'occupent du sang qui ne coagule pas. Le sang qui coagule étant déjà réservé aux cardiologues et phlébologues. Comme, historiquement, les premiers cancers traités ont été ceux du sang, les hématologues sont progressivement devenus cancérologues ; ils s'occupent désormais de tous les cancers, mais strictement sous l'aspect thérapeutique afin d'éviter les conflits avec tous les autres spécialistes qui ont chacun la charge de diagnostiquer le cancer de leur organe favori.

Pour les femmes, les choses sont infiniment plus complexes, le gynécologue ne s'occupe que des organes exclusivement féminins : vagin, utérus, seins, ovaires. Attention, uniquement de l'utérus vide, car s'il est plein, d'un enfant par exemple, il l'envoie à l'obstétricien, le gynécologue négligeant la grossesse, dont chacun sait qu'elle est un événement très marginal de l'histoire de la femme. C'est son droit, comme mon coiffeur qui ne s'occupe que des bruns aux cheveux frisés, et qui, pourtant, n'est pas raciste. Évidemment, une femme avec un cancer du sein ou de l'ovaire terminera naturellement chez l'hémato-cancérologue. La vieille femme, elle, doit aller chez le gériatre, une spécialité bisexuée ; par contre, en cas de sénilité ou d'Alzheimer, il faudra l'avis du neurologue. En effet, la gériatrie s'occupe de tout ce qui est vieux, à l'exception des vieux organes qui restent très attachés à leur spécialiste d'organe jeune. Pour la décalcification de la vieille femme, il faut consulter le rhumatologue ; il est néanmoins possible de retourner chez le gynécologue puisque cette maladie est due à la ménopause, et une fois que tout risque de grossesse est écarté, la gynécologie reprend tous ses droits. C'est vrai, les femelles sont compliquées, elles ont la très mauvaise habitude de mettre bas pendant la nuit. Je me souviens de l'époque où j'étais spécialiste de l'accouchement de nuit, hélas, la « nyctalo-obstétrique » n'a jamais été une spécialité reconnue. Je suis aussi « nyctalo-pédiatre ». Pour les enfants, les maladies diurnes sont du ressort de la pédiatrie, à l'exception des vraies maladies de plus en plus souvent déviées vers des sous-spécialités : néphrologie pédiatrique, cardiologie pédiatrique, pédo-psychiatrie. Par contre, pour l'urologie et l'orthopédie, ce sont souvent les mêmes chirurgiens qui opèrent les adultes et les enfants. Peu importe, faisons fi des chirurgiens, ces hommes frustes et manuels, autrefois barbiers, même pas médecins... Quoique maintenant, ces roturiers-là se spécialisent, s'hyperspécialisent même, n'opérant que des seins par exemple, et encore pas tout le sein. Quand il s'agit de reconstruire un sein déjà opéré, il faut s'adresser à un chirurgien plastique, ce sont généralement des stomatologistes ou des ORL, ce sont eux qui, les premiers, ont fait de la plastie sur les visages. Voilà donc ces premiers initiés du nez, gorge, oreilles, revenus au soutien des gorges.

La dermatologie est une spécialité unisexe, il n'existe toujours pas d'andro-dermatologue, mais nous voyons déjà poindre un succédané de gynéco-dermatologie sous forme d'esthéticiennes ou cosmétologues, ils ou elles ne sont pas encore médecins ; cela ne saurait tarder.

Les radiologues, eux, s'intéressent à tout, y compris à ce qui ne les regarde pas ; vérité interne à la profession qu'un profane peine à comprendre. Constatons, sans plus, que l'ophtalmologiste est bien le seul à s'occuper exclusivement de ce qui le regarde.

Les endocrinologues commencent à se disperser ; les gynéco-endocrinologues viennent manger la laine sur le dos des pauvres gynécologues auxquels il ne restera bientôt plus que des vagins en bonne santé ; les endocrino-diabétologues sont déjà bien connus ; enfin les endocrino-nutritionnistes se spécialisent dans l'obésité dont ils décrètent l'origine exclusivement endocrinienne – les nutritionnistes du tiers-monde étant, eux, des endocrino-agriculteurs. L'endocrinologie est, comme l'allergologie, une discipline sans frontières, vu qu'il existe des hormones et des allergènes absolument partout. Les choses vont pouvoir se clarifier avec l'arrivée des dermato-allergologues, des pneumo-allergologues et des ORL spécialisés dans l'allergologie pédiatrique. Ne jamais négliger un potentiel de clarification.

Cependant, ce sera toujours très difficile pour les femmes, vieilles, ménopausées, ayant une allergie cutanée, un diabète de type 2, des cheveux non frisés, un cancer non déclaré, une obésité agricole et une maladie d'Alzheimer, surtout si elles souffrent, en plus, des effets secondaires rhumatismaux et digestifs de leurs nombreux médicaments de très haute technologie.

J'ai évité de parler des adolescents qui relèvent à la fois de la pédiatrie et de la sexologie, car ils sont pubères ; de la psychiatrie, car ils sont souvent « spéciaux » ; de la rhumatologie, car ils grandissent ; de l'« adultologie » car ils sont grands ; de la gynécologie, car elles prennent la pilule ; de l'infectiologie, car ils s'embrassent goulûment ; de la toxicologie, car ils boivent et se droguent ; de la tabacologie, car ils imitent leurs idoles.

Enfin, il faut oser le dire, les adultes sains sont également un peu « spéciaux », il est logique qu'ils consultent des spécialistes.

MÉDECINE GÉNÉRALE

Il me montre le compte-rendu opératoire de sa colectomie [1] pour cancer. Le chien a commencé à aboyer au premier coup de sonnette. Les odeurs sont

1. Ablation d'une partie du gros intestin.

plus fortes depuis qu'il est veuf. La télévision marche. L'intervention chirurgicale a été délicate, il a un anus artificiel dont il faut assurer les soins d'hygiène. Le chat fouille dans ma valise médicale et commence à gratter le Velcro de mon tensiomètre. Je lui fais répéter sa dernière phrase au sujet de ses nausées, je n'ai pas tout compris, à cause du chien. Il a une jambe un peu plus grosse et plus rouge que l'autre. Le chat est en train d'essayer de dérouler une de mes bandes Velpeau. Pourvu que ce ne soit pas une phlébite. À la télévision, il y a une publicité marrante sur un chocolat glacé. J'essaie de savoir si l'hôpital lui a prescrit des anticoagulants. Sa fille habite en dessous, il l'appelle, c'est elle qui s'occupe de ses médicaments. Une émission de téléachat a succédé au spot publicitaire, je n'imaginais pas que l'on pouvait vendre de tels objets. Sa fille ne répond pas. J'en profite pour penser à ma passionnante lecture d'hier sur les théories de l'épigenèse [1], elles pourraient nous aider à mieux comprendre l'intrication des causes innées et acquises des maladies. Le chien aboie plus fort, il a compris que nous attendions la fille. Pendant ce temps, je demande à voir ses ordonnances. Le nombre de médicaments est impressionnant, je note au moins deux interactions médicamenteuses gênantes. La fille arrive, elle s'excuse, elle était au garage, elle ne peut pas me saluer, ses mains sont trop sales. Elle chasse le chat. L'interne a fait stopper les anticoagulants juste à la sortie de l'hôpital, disant

1. L'épigenèse est une notion novatrice, encore floue, englobant tout ce qui, dans la formation de l'embryon, du cerveau et des organes, n'est pas sous la dépendance du gène, mais des protéines ou des contingences structurelles et fonctionnelles.

que tout allait bien. Merde, ça pourrait bien être une phlébite débutante. Le chat est retourné dans ma valise. Il faudrait faire réaliser un Doppler veineux [1], ce serait un examen de plus et un transport en ambulance, je préférerais prescrire à nouveau les anticoagulants, même pour rien. C'est vraiment con le téléachat. Je vais chercher des gants pour examiner la cicatrice de sa colostomie [2], j'en profite pour chasser (gentiment) le chat. Ils pourraient l'enfermer ailleurs ! La colostomie a l'air propre, elle laisse échapper une forte exhalaison. Le chien va bien finir par se fatiguer. La jambe a peu de signes infectieux, pourtant, il y a un mélange d'effluves. La fille s'excuse, elle a fouillé dans de vieilles affaires de sa mère et elle a dû ramener une odeur. Ils me confirment que le chat aime s'amuser et le chien n'est pas méchant. Je savais déjà. Elle me demande si c'est vraiment obligatoire de recommencer les anticoagulants pour son père, parce qu'à l'hôpital, ils ont dit que ça allait, et puis c'est compliqué de faire venir les infirmières et de faire deux analyses par semaine. Je sais aussi. Le téléachat est terminé, c'est à nouveau de la publicité, une campagne antitabac. La fille voudrait bien que je lui donne quelque chose pour arrêter de fumer. Ça ressemble vraiment à une phlébite, c'est très surprenant, malgré tout, il ne faut jamais plaisanter avec un tel diagnostic, douteux ou pas. Le chat est revenu, il prend ma valise pour sa litière, il ne va tout de même pas pisser dedans ? La phlébite, le père s'en fout, ce sont ses nausées qui l'ennuient, justement, j'incrimine un médicament, lequel avait pourtant été pres-

1. Pour confirmer le diagnostic de phlébite.
2. Anus artificiel.

crit avec insistance par un spécialiste, la négociation sera difficile. La télé diffuse maintenant le jeu des chiffres et des lettres. Tant pis, je décide, anticoagulants pendant une semaine de plus, de toute façon, il faut faire venir l'infirmière pour les premiers soins de la colostomie. La voisine appelle au téléphone, elle a vu ma voiture, ils lui ont dit du bien de moi, elle veut me demander quelque chose, rien de grave, elle passera pendant que je ferai les papiers pour ne pas me faire perdre trop de temps. Ma décision pour les anticoagulants est prise, je suis soulagé. Si un phlébologue est consulté, il va s'étonner que je n'aie pas demandé un Doppler, c'était pourtant si simple. La voisine arrive pendant que je remplis les bonnes cases de la feuille de Sécurité sociale. Elle a huit jours de retard de règles, elle a mal au ventre, ça lui arrive parfois. Pour le chèque, la fille me demande de ne pas le tirer avant la fin du mois, elle n'a pas eu le temps d'aller chercher la pension de son père, elle a trop de travail. La voisine n'est pas inquiète, puisqu'elle prend la pilule, elle veut juste savoir si elle doit recommencer la plaquette suivante. Tiens, le chien s'est arrêté d'aboyer. Moi je suis un peu inquiet, ça pourrait être une grossesse extra-utérine, il m'est impossible de l'examiner ici. Même la télé n'aboie plus pendant le jeu. Ouf ! La voisine devrait consulter son médecin en cas d'aggravation de la douleur, je le lui dis négligemment, je ne voudrais surtout pas qu'elle croie que je cherche des clients supplémentaires, oh non ! Cette fois, il faut vraiment que je parte. « Liniment », il est possible d'écrire le mot « liniment » avec les lettres qui apparaissent sur l'écran de télévision, ils me regardent, ils réfléchissent, c'est bien vrai, ils me demandent si je joue souvent à ce jeu. Pour la phlébite, j'ai encore un doute... Pour les interactions, j'en suis certain. Les grossesses extra-utérines sont rares, surtout en prenant la pilule, mais avec des inconnus, tout peut arriver. Non, je n'ai pas le temps de jouer à ce jeu, pourtant j'aime bien les mots. Ils sourient. Pour les nausées, il faut patienter un peu, nous reparlerons aussi des médicaments, il y en a bien trop. Je sens que l'épigenèse est un sujet qui va me passionner, l'étude des centaines de réactions protéiques qui suivent le premier codage est bien la clé de la physiopathologie, il faut sortir du tout-génétique. Je leur téléphonerai dans deux jours, l'air de rien, pour la voisine. Pardieu ! une grossesse extra-utérine, c'est qu'il est possible d'en crever !

Le chat n'a pas pissé dans ma valise.

MAXI ET MINI

Le cœur a deux états, c'est un moteur à deux temps ; la contraction en est le premier, elle porte le joli nom de systole. Nous imaginons le pédagogue exprimant cette contraction brutale par un geste de sa main se fermant en forme de poing. Le sang est brutalement chassé dans les artères dont la pression augmente. Le deuxième temps est celui du relâchement, du repos, au nom encore plus poétique de diastole. La main du pédagogue s'ouvre et la pression des artères chute assez brutalement.

Nous l'avons déjà compris, la pression dans les artères ne cesse de varier ; la pression maximale a lieu en pleine systole, nous la nommons systolique, l'autre, la minimale, est évidemment la diastolique. Tout cela est simple comme de la plomberie. Le pédagogue peut reposer ses mains.

Il y a pourtant une énigme.

Plus des deux tiers des patients ignorent, oublient, ne comprennent pas, s'interrogent ou feignent de découvrir la signification des deux chiffres de leur pression artérielle. Ils m'incitent incessamment à la pédagogie. Ils doivent aimer les gestes de mes mains dans leur épanouissement diastolique ou dans leur agacement systolique.

Certains persistent à ignorer que 13-8 ne veut pas dire 13,8. Il y a bien deux chiffres, le premier et le second, le maximal et le minimal, le systolique et le diastolique, le contracté et le relâché, et non pas un seul nombre affublé d'une virgule suivie d'une décimale. Je n'arrive presque jamais à faire comprendre qu'une tension de 16-8 est moins préoccupante qu'une tension de 14-10, car dans le deuxième cas la pression artérielle ne descend jamais au-dessous de 10, le repos des artères y est moins bon. J'ai même abandonné toute explication sur la nécessité d'avoir une tension systolique augmentant avec l'âge, les artères moins élastiques ayant besoin de plus de pression pour pousser le sang jusqu'aux extrémités de nos organes ; chacun étant persuadé de la nécessité de faire baisser la tension des octogénaires, mes mains de pédagogue rameraient à contre-courant.

Pourquoi l'énigme d'une telle méconnaissance ?

Nous sommes naturellement plus sensibles à l'ignorance des autres qu'à la nôtre et il serait malsain de moquer nos contemporains qui n'ont pas eu la chance d'étudier. Pourtant, les connaissances implicites de la sagesse populaire ont bien souvent la pertinence de nos démonstrations savantes. Alors pourquoi la compréhension de cette mécanique cardio-vasculaire élémentaire est-elle aussi médiocre ?

Si cette énigme a une réponse, elle se trouve obligatoirement dans la qualité de notre éducation sanitaire, dans la valeur de notre information.

Ou encore dans notre capacité de désinformation.

ALICAMENTS

Les « alicaments » constituent une nouvelle classe boutiquière dans nos pays gavés d'aliments et de médicaments et où chaque innovation mercatique est bienvenue face à nos impératifs de fuite en avant.

Les laits survitaminés, les beurres allégés, les biscuits aux fibres garanties, les sucreries sans sucre, les yoghourts aux lactobacilles vaccinateurs, les aliments à teneurs garanties en calcium, en fer ou en magnésium, sont autant de cuisines dont la vertu thérapeutique vient éclipser une valeur nutritive devenue trop banale.

Cette nouvelle collusion entre aliments et médicaments peut paraître insolite, pourtant de nombreux exemples vont nous démontrer que c'est plutôt la dissociation entre les deux qui a été artificielle.

Le scorbut qui décimait les marins au long cours était traité par des fruits et des légumes. Aujourd'hui, la viande est toujours le meilleur médicament du kwashiorkor [1]. Ce qui était aliment avant la maladie devient médicament après la maladie. La frontière est floue.

Dans les pays où ces maladies de carence ont disparu depuis longtemps, la séparation a été lente à se faire ; de nombreuses huiles, herbes, liqueurs et épices ont servi et servent toujours de thérapeutiques.

Finalement, la notion exclusive de médicament a découlé de considérations plus tacites. Tout d'abord l'idée d'effets secondaires ou indésirables, comme si l'efficacité était devenue l'image en miroir d'une toxicité dont le modèle emblématique est la redoutable chimiothérapie du cancer. Ensuite l'apparence pharmaceutique s'est progressivement éloignée de toute évocation alimentaire ; l'infusion s'est transformée en décoction puis en extrait, l'herbe est devenue poudre puis gélule ou comprimé, la liqueur s'est concentrée dans des ampoules buvables puis injectables ou perfusables. Avec le passage du médicament curatif au médicament préventif, ce sont les idées de durée et de subordination qui se sont installées dans les esprits avec des notions telles que « médicament à vie » ou « pharmacodépendance ». Jamais les céréales, pourtant absolument indispensables, n'ont été associées à

1. Maladie infantile due à une malnutrition par carence en protides.

la moindre idée de survie, alors que la gélule anti-cholestérol est devenue obligatoire.

L'étude scientifique enfin a consacré la suprématie du médicament, seule déglutition noble reléguant celle de la pomme de terre et du spaghetti à leur roture. Qui aujourd'hui oserait publier une étude dans *The Lancet* pour affirmer que l'usage du gratin dauphinois protège contre la dépression métabolique et que la soupe au pistou prévient la famine psychologique ? De telles études ne pourraient même pas être envisagées, car il est impossible de fabriquer un leurre de gratin dauphinois utilisable comme placebo. Seuls les ISRS [1], les IPP [2] ou les AINS [3] ont l'éloquence et la majesté qui conviennent à la domination des leurres.

Les alicaments pourraient éventuellement réduire cette distance accumulée par les ans en nous aidant à retrouver l'évidence du lien entre nourriture et santé. À moins qu'ils ne soient à leur tour entraînés dans la spirale de la démesure. Il nous faudra alors inventer des remèdes pour lutter contre les excès d'alicaments à l'instar des nombreuses thérapeutiques que nous utilisons aujourd'hui pour corriger les abus d'aliments et de médicaments.

---

1. Inhibiteurs sélectifs de la recapture de la sérotonine utilisés comme antidépresseurs.
2. Inhibiteurs de la pompe à protons utilisés dans l'ulcère de l'estomac.
3. Anti-inflammatoires non stéroïdiens utilisés dans les maladies rhumatismales.

POTABLE

Au pied du Vignemale dans les Pyrénées, dans un décor grandiose, se trouve le refuge des « Oulètes de Gaube » dont le nom, déjà, est un paradis. Ici coulent des eaux glaciaires d'une grande limpidité ; nous sommes à plus de deux mille mètres d'altitude, dominés par mille nouveaux mètres de glace.

Être là. Être arrivé en marchant.

Je voudrais croire à l'illimité de la littérature pour transmettre à ceux qui ne l'ont pas eu le bonheur de mettre un genou à terre, une main appuyée sur le rocher, de pencher la tête sur le côté pour boire goulûment à même le torrent dont les ultimes rigoles viennent se tarir dans notre cou.

Boire la montagne.

Dans le refuge, on le suppose, se côtoient les extatiques, ils viennent de tous pays, ils regardent. Alpes ou Pyrénées sont rares. Pour tout voir, il faut de grosses jumelles ou des rêves d'izard.

Tout à coup surgit d'on ne sait où une caisse de bouteilles d'eau minérale en plastique, Volvic ou Badoit, je ne sais plus. La gardienne du refuge les vend à ses hôtes qui passent à table. Certains, des Hollandais je crois, n'en achètent pas, ils remplissent leur gourde au robinet de l'évier et y ajoutent une pastille de chlore avant de la boire. Au-dessus du robinet, un panneau rapidement griffonné indique : « Eau non contrôlée. » Je n'en crois pas mes yeux.

M'informer.

Beaucoup de clients demandent de l'eau en bouteille, le bénéfice est intéressant pour la gardienne, les bouteilles sont livrées par hélicoptère. La judiciarisation de notre société impose d'indiquer si l'eau d'un lieu public est contrôlée ou non, sans présumer de sa pureté. L'intérieur du refuge est un lieu public, pas l'extérieur. Seule une eau contrôlée dont le résultat est conforme aux normes en vigueur peut être affichée potable. La gardienne n'a pas voulu payer le contrôle. Une eau potable non contrôlée ne peut pas être affichée comme telle !

Je regarde ces buveurs de chlore arrivés à pied dans ce paradis.

Qui a pu les rendre aussi stupides ? Mais comment donc sont les autres, ceux qui restent dans les vallées ?

Je les observe longuement vider leurs bouteilles en plastique... Faut-il leur dire que l'eau minérale en bouteille est responsable de nombreuses infections [1] ? Non, leur cerveau manipulé n'est plus apte à intégrer ce type d'information.

Il commence à faire nuit... À travers les vitres, on entend déferler de toutes parts les millions de mètres cubes de la quintessence du potable...

Pour la première fois de ma vie, je crois bien que nous sommes foutus.

---

1. « Infections à campylobacter essentiellement, mais aussi typhoïde et choléra ! », Evans M. E. et coll., *Maladies infectieuses émergentes*, 2003, 9, 1219-1225.

DOUBLE COURANT

Notre pays est sidéré par la croissance des dépenses de santé dont le coût devient exorbitant. Une infinité de réformes financières, administratives ou juridiques ont été tentées pour endiguer cette gabegie. En vain.

Bien que la munificence soit plus opportune envers la santé qu'envers un porte-avions ou un mausolée [1], ce déficit est régulièrement présenté au peuple, comme une urgence politique.

Les occultations de cette urgence par génériques, ticket modérateur, dossier médical informatisé, CSG ou autres leurres n'ont servi qu'à différer notre affrontement aux deux constats suivants, l'un horrible : nous n'avons plus les moyens du luxe sanitaire dans un contexte de solidarité, l'autre terrifiant : le marché de la santé est devenu un élément important de la croissance économique et nous ne pouvons le conserver qu'au prix d'une marchandisation totale du corps et du soin et au mépris de la santé publique.

Notre pays, humaniste et très riche, a fait trente ans de louables efforts pour repousser l'échéance de ces deux constats. Que nos politiciens de tous bords

1. 10 ou 20 milliards d'euros pour le déficit de la Sécurité sociale ou celui de la SNCF, pour sauver Alstom, pour se débarrasser de M. Messier ou éponger les dettes du Crédit Lyonnais. Tout cela est déjà hors de mon entendement de citoyen, *a fortiori* de mes préoccupations de médecin.

soient remerciés pour ces trente années gagnées dans l'illusion d'une cohabitation possible de la solidarité et du marché.

Hélas ! la chimère se meurt et plus personne ne sait parler de santé sans parler d'argent.

N'étant pas financier, j'ai envie d'oser un avis plus ou moins médical, espérant ne pas être incongru au cœur d'un sujet sanitaire. Il faut diminuer en bloc le nombre des malades, des médecins et des marchands, chacun de ces trois acteurs du système sanitaire étant très dispendieux.

Ce n'est pas une plaisanterie, l'idée n'est pas nouvelle ; le *numerus clausus* a déjà été appliqué aux médecins avec le fiasco que l'on sait, car on a laissé les malades et les commerçants en liberté. Du point de vue expérimental, cet essai apporte la preuve que le couple malade/marchand est largement plus prodigue que le trio précité. Moins on fait de médecine, plus on dépense d'argent. Les médecins survivants font des actes courts de moins en moins cliniques, les malades désemparés dépensent à tout va, ballottés par des spéculateurs habilement déguisés en savants qui s'engouffrent dans le vide clinique.

Pendant que la société se médicalise, le vrai malade, déboussolé, se réfugie à l'hôpital, devenu l'unique lieu de sa mort.

Nous assistons bien à un double courant : « une désocialisation de la maladie et une médicalisation de la société [1] ».

Le chômage, l'ennui, le deuil, l'adolescence, le travail, le sexe, l'ivresse, la grossesse et la sénescence

1. Laplantine François, *Anthropologie de la maladie*, Bibliothèque scientifique Payot, 1986.

deviennent médicaux, pendant que la douleur, l'agonie et la mort deviennent asociales.

Sous la pression du « désir médical » de la société, le clinicien a disparu, son bon sens écrasé par le pilon commercial, sa critique anesthésiée par le lucre d'actes faciles ou répétitifs.

En conclusion, si de toute évidence nous ne pouvons pas, pour des raisons économiques et diplomatiques, supprimer les marchands et les malades, il faudra bien nous résoudre à réanimer les cliniciens.

Sinon, cessons de feindre de parler de santé quand nous parlons d'économie.

LES DEUX RHUMES

Le rhume a deux physiopathologies, l'une réelle, l'autre virtuelle.

La réelle est plutôt modeste sans être timide, parfois impétueuse sans agressivité, souvent agaçante sans harcèlement. Après une courte fièvre, l'écoulement nasal, fluide et clair au début, devient progressivement épais et coloré. Une partie de cet écoulement se fait par l'arrière et vient irriter le pharynx, provoquant une gêne parfois pénible. La guérison est spontanée et définitive en moins de sept jours dans 99 % des cas. Parfois, la toux, banale, peut durer un peu plus longtemps.

La virtuelle est emphatique. Le sinus y est d'emblée évoqué, ici, nul ne mégote plus, l'écoulement, médical et lyrique à la fois, ne peut être que sinusien. La coloration secondaire est vécue comme le signe d'une infection purulente, il devient illusoire d'en expliquer la normalité. Il est probable qu'il ne sera plus possible d'extirper de la tête des patients, et de certains médecins, l'idée que l'épaississement du mucus nasal se colorant en jaune ou verdâtre est une évolution normale de la rhino-pharyngite et ne signifie pas une surinfection bactérienne [1]. Mais l'antibiotique rôde si indiscrètement autour de nos petites misères qu'il devient difficile de le laisser à la porte. Enfin, apothéose, rien d'autre qu'une bronchite ne pourrait expliquer cette toux traînante, seule la bronchite a la solennité qu'il faut pour couronner les rhumes romantiques, seule la bronchite peut expliquer la toux qui persiste au-delà de la semaine. Cependant, malgré cette ostentation, le rhume, qui était « monté » courageusement aux sinus, « descend » assez lamentablement sur les bronches, pire, il tombe.

« Moi, docteur, les rhumes me tombent toujours sur les bronches. »

Bien que j'aie vu de nombreuses bronchites, j'attends toujours d'en voir une consécutive à une rhino-pharyngite, une qui me fera ravaler ma superbe. La bronchite ne vient presque jamais de nos mièvreries nasales, elle est primitive, solitaire, misérable ou tabagique.

---

1. Pourtant la clinique de la rhino-pharyngite normale était déjà parfaitement bien décrite par Hippocrate dont je ne puis m'empêcher d'extraire ce texte d'une extraordinaire précision : « Au début, l'humeur qui s'écoule du nez est ténue, limpide et âcre ; mais, à mesure que le mal approche de sa guérison, cette humeur devient jaune, épaisse, et elle cesse d'irriter les parties avec lesquelles elle est en contact. »

Tiens, le tabac, je ne dois pas l'oublier dans mes gambades sémiotiques, il est bien le seul à pouvoir mettre un peu de foutoir dans le protocole rigoureux de la physiopathologie du rhume. Il est bien le seul à pouvoir transformer cette banalité en événement, enfin presque le seul...

Avec la médecine.

TRANSMETTRE L'INSOUCIANCE

Trois découvertes récentes en parcourant mes journaux :

— Après quatre-vingts ans, tous les hommes sont porteurs d'un cancer de la prostate, certains le garderont sans le savoir jusqu'au jour où ils découvriront une autre façon de mourir.

— Plusieurs études tendent à prouver l'effet protecteur d'une élévation modérée du cholestérol et de la tension artérielle après soixante ans, contredisant tous les préceptes de la prévention ou, du moins, l'application de ces préceptes après cet âge.

— L'anévrisme de l'aorte abdominale est un redoutable danger en raison du risque, presque toujours mortel, de sa rupture. Il faut donc intervenir absolument. Pourtant une étude [1] vient de prouver

1. *Journal international de médecine*, novembre 2003.

que la chirurgie, elle-même très risquée, de ces anévrismes après soixante-quinze ans n'améliorait pas le taux de survie.

Dans ces trois cas, curieusement, l'abstention thérapeutique est aussi efficace que l'activisme, voire davantage. En conclusion, la médecine devrait, peu maternelle, laisser sans aucun soin ses anévrismes de l'aorte avec la même inconscience que ses cancéreux prostatiques, ses hypertendus sexagénaires ou ses ancêtres hyperlipidiques.

Le médecin, grâce à son savoir et à son expérience, peut se permettre ce genre d'abstention éclairée. Le plus difficile est de conduire les patients sur le chemin de cette insouciance volontaire.

J'arrive parfois avec beaucoup de difficulté à convaincre mes sexagénaires en bonne santé de ne pas soigner leur léger cholestérol ou leur légère hypertension pour lesquels ils revendiquent des contrôles réguliers. Une façon, pour eux, de prendre le pouls de leur vie.

Pour les cancéreux de la prostate, c'est plus difficile. L'abstention apparaît plus coupable. L'idéal étant bien sûr de ne pas chercher à faire le diagnostic après soixante-quinze ans. Ce qui est d'ailleurs la recommandation officielle.

Enfin, pour les anévrismes de l'aorte abdominale, je n'arrive pas, malgré mes lectures, à laisser partir mes patients sans leur proposer l'intervention chirurgicale. J'aurais l'impression d'une inconscience criminelle. Pourtant, je sais désormais avoir tort en me défaussant lâchement sur le chirurgien dont l'acte possède un potentiel de mort identique à celui de l'abstention.

La solution la plus honnête, intellectuellement, consiste à faire pour mes patients exactement comme je ferais pour moi ou mes proches. Il est certain que je nous laisserais gambader allègrement avec notre cancer, notre cholestérol et notre hypertension. Par contre, je confierais notre peau au chirurgien en cas d'anévrisme, en espérant qu'il rate son coup, la mort sous anesthésie générale étant une bénédiction du ciel...

Hélas ! les chirurgiens sont souvent excellents...

Qui donc a inventé la médecine après soixante-quinze ans ?

CREUX CLAVICULAIRE

Le lieu de sa plainte se situe au niveau cervical, plus exactement entre le cou et la pointe de l'omoplate. Son dos est superbe. En appuyant sur un point précis, je réveille son mal. Ses cheveux de jais hésitent à terminer les boucles des guiches lors de l'extension forcée du cou. Les flexions latérales et l'antérieure ne déclenchent pas de douleur, la rotation gauche de la tête est assez pénible. Je suis toujours derrière elle. En lui faisant lever le bras, j'aperçois le galbe latéral du sein... Levez l'autre bras, s'il vous plaît. Rien de grave. Lorsque je tousse, ça me fait mal aussi, parfois violemment, pas exactement au même endroit, davantage devant sous la clavicule. Je vais devoir me mettre face à elle pour examiner cet os magnifique avec sa double courbure. Elle est sans pitié. Une douleur en toussant pourrait évoquer un problème plus organique, de quoi me permettre de me concentrer davantage sur son cas. Le creux claviculaire est barré par la bride du soutien-gorge... Réveiller le médecin. Vite. Le stéthoscope, opportune et belle invention. Merci Laennec [1]. Respirez bien à fond. Les seins se gonflent sous les balconnets, ils suggèrent une fermeté sans audace. Respirez plus lentement, s'il vous plaît. Elle n'a rien. C'est au XIXe siècle que les belles étaient chlorotiques et tuberculeuses. Aujourd'hui, elles sont actives et fument. Elle ne sent pas le tabac. Est-ce que vous fumez ? Non... Tiens, je crois que j'aurais voulu un gros défaut qui annihile tout. Toussez... Encore... Son eau de toilette a un parfum discret. Je l'aurais préféré tapageur. Belle, immensément, discrète et sans artifices... Tout au plus une légère impudeur au niveau du creux claviculaire...

Elle a un classique problème psychosomatique à classer dans l'ensemble des troubles musculo-squelettiques. Ces fameux TMS qui sont devenus l'essentiel de la pathologie du mal-être au travail. Serait-elle victime du harcèlement d'un petit chef ? Bien possible, ils ne pensent qu'à ça... Les malotrus... Je vais faire une dernière vérification au niveau de vos vertèbres. Me revoilà derrière elle, à une distance discriminatoire de ses balconnets. J'aime bien palper les vertèbres, elles ont une mécanique stupide. Rien. Les côtes maintenant. La peau. C'est vrai, il y a forcé-

1. Laennec est l'inventeur du stéthoscope et de la méthode dite anatomo-clinique.

ment sa peau entre ses côtes et mes mains. Je n'y avais pas pensé. Pas de névralgie intercostale non plus. Les graisses sous-cutanées ont juste l'épaisseur et la texture qu'il faut pour faire du soyeux de sa peau une mousse de soie. Cette femme est vraiment « inexaminable », elle métamorphose tout en caresse. Vite, encore le stéthoscope. Inspirez une dernière fois bien à fond. C'est invraisemblable... Même sa peau murmure... Oh là ! où vais-je, moi, avec ma dermatologie au stéthoscope ? Il est grand temps que j'en finisse. Rhabillez-vous.

Elle insiste une nouvelle fois sur l'intensité et la répétition de la douleur. Pour moi, l'interrogatoire est terminé. D'ailleurs, mon diagnostic est fait depuis le début, un syndrome de l'angulaire de l'omoplate, une espèce de tendinite bénigne, une douleur musculo-tendineuse banale ; le stress, le boulot, le froid, le désamour ou quelque autre tourment situé hors de mon exercice sanitaire conventionnel. J'ai fait un examen clinique soigneux pour être professionnel. Je crois l'avoir été... Le creux claviculaire peut-être... Non, de toute façon, ce genre de creux ne peut rien avoir d'ambigu. La peau... Non, quoi de plus naturel. Elle semble d'ailleurs n'avoir aucun doute sur mon professionnalisme. Cependant, elle insiste, elle voudrait être certaine qu'il n'y a pas d'autres examens à faire. Serait-elle tyrannique ? Non, hélas, l'absence de tout calcul majore ses charmes. Je voudrais en finir. Il faut savoir ne pas être médical au-delà du supportable ou de l'humain. Elle doit redouter l'évocation du psychosomatique, d'aucuns ont déjà dû le lui servir si souvent. La tendinite que vous avez est bien réelle, ce n'est pas une vue de l'esprit, je suis tout à fait conscient qu'elle est parfois très douloureuse, mais croyez-moi, elle a l'avantage de ne jamais dégénérer ; c'est tout à fait bénin, voici de quoi vous rassurer définitivement.

Je crois avoir eu l'académisme qu'il faut pour dissimuler mon émoi. Je ne veux pas l'accompagner dans le bazar socio-sanitaire des psychothérapies de soutien. Sa perfection n'offre que deux choix : être l'amant ou rien du tout. Le mien est déjà fait. Il faut avoir le courage de faire des choix. Je crois que vous avez raison, docteur, ce n'est probablement qu'un peu de stress au travail... Elle est sur le point de partir...

L'ai-je bien convaincue de la bénignité ?

Va-t-elle en consulter un autre qui façonnera quelque syndrome pour ne pas la laisser partir ? Un autre qui lui fera un scanner, une psychothérapie, ou pire. Un incompétent, un usurpateur, un félon. Un qui ne comprendra rien à son creux claviculaire... Combien vous dois-je, docteur ? Moi, je ne veux plus la revoir que pour une tuberculose. Et encore !

Vingt euros s'il vous plaît.

VIVRE OU MAIGRIR

Deux voyages aux États-Unis à trente ans d'intervalle m'ont amené à faire deux constatations.

Le nombre des obèses est en augmentation

constante. La plupart sont franchement monstrueux, avec un index de masse corporelle supérieur à quarante [1]. Ils sont organisés en groupes sociaux, ils revendiquent pour imposer leurs standards d'espace vital.

Les mètres linéaires de produits allégés sont également en progression constante dans les supermarchés. Tous les produits sont *light*, de la crème à la viande en passant par le sucre, le beurre, l'huile et les biscuits. La prépondérance est telle qu'il m'a été impossible de trouver du beurre normal.

Nous pouvons rapprocher ces deux constatations de façon logique ou paradoxale.

Logique, le nombre des obèses est si élevé que le créneau commercial du *light* est en progression. Paradoxal, si en trente ans les produits allégés n'ont pas réussi à inverser la courbe de l'obésité, c'est qu'ils sont inefficaces, pire, ils aggravent l'obésité et leurs ventes devraient diminuer.

Logique, le *light* consommé donne bonne conscience et libère l'obèse pour se goinfrer d'*ice-creams* et de Coca. Paradoxal, si les glaces et les Coca deviennent *light* à leur tour, cela devrait s'arranger.

J'ai longtemps cherché. La réponse à ce problème médical ne se trouve pas dans une simple équation calorique. Elle est, de toute évidence, d'ordre social et nutritionnel.

Dépêchons-nous de trouver la solution, l'obésité gagne la vieille Europe. Comme nous savons qu'elle

---

1. L'index de masse corporelle est la seule mesure médicalement reconnue pour définir l'obésité. Il se calcule en divisant le poids en kilogrammes par le carré de la taille en mètres. Au-dessus de trente, il y a obésité.

se constitue exclusivement avant l'âge de douze ans, il paraît logique d'examiner à la loupe ce que font les enfants américains avant cet âge et de les considérer comme un contre-exemple. Il est rare en médecine d'avoir un contre-exemple aussi parfait, c'est une chance qu'il faut savoir apprécier et utiliser.

Tout est si simple. Il nous suffit de regarder vivre les enfants américains, et de faire pour nos enfants des choix de vie diamétralement opposés. Ne pas regarder la télévision américaine où les acteurs se goinfrent de *hamburgers*, ne pas aller au cinéma dans des multiplex américains où l'on s'empiffre de *pop-corn*, ne pas aller dans les restaurants américains où tout est sucré.

Même le pain.

Ne pas sucer toute la journée un cornet de glace ou une paille de soda, ne pas acheter des produits *light*, ne pas aller à l'école en voiture, ne pas manger dans cette voiture, manger à table et en famille, ne pas toujours mâcher quelque chose en marchant, ne pas aller à Dysneyland où les gros sont sympathiques...

Non, je plaisante.

Si nous interdisions tout cela à nos enfants, ce serait les empêcher de vivre avec leur temps, donc à l'américaine, donc de vivre.

Il est trop tard, il ne nous reste hélas que deux choix, vivre ou rester maigre.

OMC ou cachexie.

FATIGUE CHRONIQUE

SFC. Un sigle, par le fait de son existence, suggère l'officialité, insinue la familiarité et, très vite, fait oublier les termes de son origine. SFC signifie « Syndrome de fatigue chronique », terme inventé au début des années quatre-vingt par des médecins ayant constaté la présence du syndrome dans leurs glossaires, celle de la fatigue dans leur clientèle et celle de la chronicité dans leur incompétence à tout comprendre.

Le mot était lâché, il serait vigoureux et indépendant comme un vrai sigle, tenace comme une véritable maladie.

Puis, au début des années quatre-vingt-dix, il a fallu se rendre à l'évidence : le SFC n'avait ni clinique, ni biologie, ni imagerie, il n'avait rien d'autre que son nom romantique. La très sérieuse revue *Prescrire* a osé publier en 1993 un texte de consensus signant la fin irrévocable de ce syndrome [1].

En médecine fonctionnelle, c'est une particularité, les concepts meurent encore plus lentement que les patients ; le serpent de mer de la fatigue chronique, non content d'être réduit à un sigle, a resurgi sous des vocables différents : « syndrome polyalgique », « syndrome de la guerre du Golfe », « encéphalomyélite myalgique », « virose d'Epstein-Barr »,

1. « La fin du syndrome de fatigue chronique », *Prescrire*, 1993, 126, 103.

« fibromyalgie »; puis le SFC nous est revenu, plus familier, et enrichi de sa rédemption.

Plus récemment, les patients concernés ont eu les honneurs de nouvelles innovations technologiques et essais thérapeutiques. Hélas ! la tomographie à émission de positons (TEP) n'a rien trouvé dans leurs cerveaux [1]. Les traitements par immunoglobulines [2] et cortisone [3] n'ont pas eu le moindre effet (à l'exception d'effets secondaires indésirables), sans parler des innombrables psychotropes utilisés pour masquer leur fatigue sous la pharmacodépendance. Seules les thérapies cognitivo-comportementales (TCC) ont eu un effet bénéfique [4], nous ramenant à une certaine logique. Nous avons aujourd'hui une quasi-certitude que ce syndrome résulte banalement des troubles du sommeil lors d'une période de stress.

Une maladie invisible par les caméras à positons et indétectable dans le sérum sanguin est proclamée « fonctionnelle », c'est-à-dire simple succession de dérives cognitives, comportementales ou parasympathiques. Exciter les chercheurs avec l'idée d'un nouveau virus ou d'un poison de guerre, ou bien tromper les patients avec de l'hydrocortisone ou des antidépresseurs ne fait qu'aggraver les dérives.

La durée probable de cette nouvelle inexistence n'excédera sûrement pas dix ans, puisque nous serons toujours confrontés aux syndromes de nos glossaires,

---

1. Lewis D. H. et coll., *Radiology* 2001, 219, 766, 773.
2. Bagnal Anne-Marie et coll., *JAMA* 2001, 286, 1360, 1379.
3. Blockmans D. et coll., *American Journal Medicine* 2003, 114, 736-741.
4. Deale A. et coll., *American Journal Psychiatry* 2001, 158, 2038-2042.

à la fatigue de nos patients et à la chronicité de notre incompétence.

Nous pouvons assez facilement imaginer la suite grâce à une étude passée plus ou moins inaperçue en 2001 et publiée dans une prestigieuse revue anglaise. Cette étude constatait une surmortalité à long terme chez les patients porteurs du « syndrome polyalgique » ; morts essentiellement par cancer, mais aussi par accidents et suicides [1] !

Les scanners vont pouvoir tourner à plein rendement, dès la moindre fatigue, à la recherche des germes de cancers ; les angoisses vont monter d'un cran supplémentaire, justifiant les antidépresseurs et permettant à la machinerie médicale de fonctionner en autarcie.

Dans un avenir plus ou moins proche, une nouvelle étude viendra contredire cette surmortalité ; c'est alors que l'on découvrira une protéine modifiée dans le collagène des patients ou un métabolite en excès dans leurs urines. La voie sera ouverte à de nouvelles suspicions de causalités et à de nouveaux enthousiasmes techniques.

En attendant, de nombreux « fatigués » devenus vieux seront gagnés par une mort quelconque, apothéose médicale, preuve ultime de leur mal incurable qu'aucun savant, fût-il créateur de syndromes, n'aura jamais su comprendre.

---

1. Macfarlane G. J. et coll., *British Medical Journal* 2001, 323, 662-666.

CHANSONS, BÊTABLOQUANTS ET INTIMITÉS

Le premier bêtabloquant [1] a été commercialisé au début de mes études médicales. J'avais en effet décidé deux ou trois ans auparavant de devenir carabin afin de ne pas passer ma vie à écouter Léo Ferré sur mes disques vinyliques à microsillons. Ce médicament a été très novateur. C'était la première fois qu'une classe thérapeutique portait un nom savant indiquant clairement son mode d'action pharmacologique [2]. À dire vrai, c'était la première fois que l'on comprenait vraiment le mécanisme d'action d'un médicament efficace. Il était indiqué dans l'angine de poitrine [3] et les troubles du rythme ; par contre, il fallait l'utiliser avec prudence en cas d'hypertension et il était absolument contre-indiqué en cas d'insuffisance cardiaque.

Quelques années plus tard, à la suite d'une connaissance probablement plus intime des récepteurs bêta, l'hypertension est devenue l'indication principale des bêtabloquants. Il faut préciser que

1. Avlocardyl a reçu son AMM en 1966 et a été commercialisé en France en 1967.

2. Sommairement : ces médicaments agissent en bloquant les récepteurs bêta de l'adrénaline.

3. Également nommée « angor », c'est une douleur par crampe cardiaque due à l'insuffisance de débit sanguin au niveau des artères coronaires.

cette affection représentait un débouché prometteur, les concurrents étaient désormais nombreux et les laboratoires commençaient à utiliser des stratégies de marketing musclées.

Certains fabricants nous remettaient des cassettes audio vantant les mérites de leur bêtabloquant. En obturant l'orifice de la cassette, il m'était possible de la réutiliser pour enregistrer mes morceaux choisis de Brel ou de Nougaro.

Les années ont passé, mes revenus de médecin m'ont vite permis d'acheter moi-même mes cassettes audio. L'insuffisance cardiaque était toujours une contre-indication majeure à l'utilisation des bêtabloquants. Entre-temps, Jacques Brel était mort, les cassettes vidéo VHS avaient fait leur apparition. C'est pourquoi, lorsque la migraine est devenue une nouvelle indication officielle des bêtabloquants, certains laboratoires nous ont remis des vidéocassettes prouvant l'efficacité et la tolérance du leur. J'en possède toujours quelques-unes, avaricieusement réutilisées pour enregistrer les derniers concerts de Brassens et de Barbara.

Un peu plus tard, les disques vinyliques ont disparu et l'insuffisance cardiaque n'a curieusement plus été une contre-indication formelle des bêtabloquants, elle est même devenue une indication supplémentaire de prescription. Sans doute les cardiologues avaient-ils davantage pénétré les arcanes de leur mécanisme d'action. Les experts se découvraient des penchants pour l'intimité physiologique et ils s'exprimaient de plus en plus souvent sur des disques compacts remis par les laboratoires. La vie privée des récepteurs bêta 1 et bêta 2 y était expliquée avec complicité, parfois avec impudeur. Hélas ! ces disques n'étaient pas réenregistrables et j'ai dû racheter l'intégrale de Léo Ferré à la suite de la défection de ma platine pour disques vinyles.

Lorsque certains tremblements sont devenus une nouvelle indication des bêtabloquants, les laboratoires n'ont pas offert les tout nouveaux CD-RW pour la promotion de cette indication mineure et j'ai dû acheter l'intégrale de Barbara.

Les bêtabloquants sont également utilisés depuis longtemps par les politiciens, les managers et les artistes pour prévenir le stress et le trac face à leur public ; malgré tout, cette utilisation n'est pas admise officiellement ; il y a fort à parier qu'elle le sera, car le stress est un marché énorme, quasi monstrueux. À cette occasion, je recevrai éventuellement des informations physiologiques plus secrètes sur un DVD réinscriptible.

Cependant, j'ai décidé de ne plus transférer mes chansons immortelles sur un nouveau support recyclé de l'industrie pharmaceutique ; j'éprouve maintenant de la honte à l'avoir fait. De plus, je viens de réaliser que seuls les chansons et les médicaments sont éternels ; tout le reste, les contre-indications, les chanteurs, les technologies de l'audiovisuel, les indications thérapeutiques et les stratégies mercatiques trépassent et se succèdent à un rythme devenu bien trop rapide pour ma neurophysiologie intime.

ÉRADICATION

Le tabac est l'unique produit de consommation courante dont la toxicité a été constamment vérifiée sans qu'aucune étude contradictoire, si pertinente soit-elle, ne puisse jamais venir démentir cette nocivité. Cela est excessivement rare dans les sciences médicales et mérite d'être souligné.

Le plus célèbre des contradicteurs est l'éminent R. A. Fisher [1]. Ce savant reconnu par tous ses pairs a passé une bonne partie de sa vie à essayer de démontrer que le tabac ne provoquait pas le cancer du poumon. Il a pour cela utilisé toutes les astuces statistiques et épistémologiques dont il était un manipulateur de génie. Il a proposé une théorie où l'état précancéreux entraînerait une envie de fumer ; ce serait ainsi le cancer qui provoquerait le tabagisme et non le contraire ! Il a également établi une hypothèse génétique où un gène unique déterminerait à la fois l'envie de fumer et la prédisposition au cancer du poumon. Il a poussé le bouchon jusqu'à écrire à des journaux prestigieux comme le *British Medical Journal* et *Nature*, utilisant son nom et son autorité pour leur suggérer moins de précipitation dans la publication

1. Ronald Aylmer Fisher (1890-1962) était un éminent biologiste, fondateur de la « génétique des populations », et un brillant mathématicien et statisticien inventeur de « l'analyse de variance ». Son histoire est très bien expliquée dans : Gould S. J., *Les Quatre Antilopes de l'apocalypse*, Éd. du Seuil, 2000.

des études prouvant les dangers du tabac. Si l'absence de danger venait à être démontrée, disait-il, cela pourrait discréditer, *a posteriori*, la science statistique dont il était l'un des garants ! Bel exemple de manipulation sous couvert de purisme !

Ce rigoriste, par trop flamboyant, était aussi, hélas, un partisan de l'eugénisme et, chose étrange, il était consultant scientifique rémunéré du comité de l'industrie du tabac ! Épidémiologie fortuite et hasard statistique.

Fisher est ainsi l'illustre ancêtre d'une lignée prolifique d'experts dépendants et partiaux.

Avant de mourir, ce subtil falsificateur a moralement été obligé de reconnaître ses grossières erreurs ; la nocivité pulmonaire majeure du tabac était confirmée et de nombreuses études avaient en outre révélé son effet délétère sur le cœur et toutes les artères. Nous savons, depuis, que le tabac est en outre impliqué dans les cancers du larynx, de l'œsophage, du pancréas, du rein, de la vessie et du sein. Il provoque également des grossesses extra-utérines, des fausses couches et des malformations fœtales issues aussi bien du spermatozoïde que de l'ovaire. Plus récemment enfin, l'extrême toxicité du tabagisme passif a été confirmée.

Les médecins qui, comme moi, sont parfois agacés par les excès de la médecine préventive sont néanmoins obligés de considérer l'éradication du tabagisme passif comme une priorité de santé publique au même titre que l'a été l'éradication de la variole.

Toutefois, ne nous trompons pas d'éradication. Le tabagisme actif dans une fumerie fermée et hors de tout contact avec des non-fumeurs n'est plus un problème de santé publique. Il s'agit là d'un choix personnel pour lequel le mot « éradication » est à bannir. Le tabac, l'alpinisme, le chocolat et la vitesse sont des choix individuels que médecins et démocrates doivent respecter après avoir rempli leur devoir d'information. Ici, une fois de plus, l'éducation sanitaire est au cœur du problème. La vitesse a effectivement un impact en santé publique, sauf sur le circuit du Mans.

Nous avons oublié que le tabac, au départ, était un médicament. Par la suite, d'habiles commerçants en ont fait un produit banalisé, et enfin un expert prestigieux a été soudoyé pour en dissimuler la nocivité. Ne cherchons pas à éradiquer nos fumeurs, nos experts et nos bolides, contentons-nous de les contenir dans leur fumerie, leur laboratoire ou leur circuit de vitesse. Les experts deviennent toxiques quand ils s'associent aux boutiquiers.

L'éradication prioritaire est celle des experts corrompus.

LIGUES ET LIBERTINS

S'il fallait réduire la médecine à l'essentiel, il ne resterait assurément que l'hygiène, la vaccination, la chirurgie traumatologique et obstétricale et la morphine. Ce sont bien là les quatre points cardinaux de toute l'histoire sanitaire de l'humanité.

Tout le reste n'est que vanité.

Nul n'oserait contester la morphine qui humanise nos morts, personne n'irait médire sur la césarienne, l'attelle plâtrée ou le savon. Cependant, à peine un nouveau vaccin est-il annoncé que le tumulte des ligues antivaccinales enfle jusqu'au tintamarre.

Ce lobby antivaccination use de tous les stratagèmes pour troubler l'esprit du public en dénonçant de prétendus effets secondaires avec la complaisance réflexe des médias. Cet activisme de défense du consommateur serait plutôt pour me plaire s'il n'était exclusivement lié à la vaccination qui est, de toutes les médecines, celle qui a précisément le meilleur ratio bénéfice/risque.

Alors que la plupart des autres classes pharmacologiques ont beaucoup plus d'effets secondaires indésirables pour un bénéfice souvent minime, il n'existe aucun lobby contre tous ces médicaments-là, et assez peu de médias pour en relater la toxicité. Enfin et surtout, le domaine vaccinal est l'ultime domaine incorruptible de la santé, l'un des derniers où l'acquisition des connaissances suit un trajet logique de la recherche vers l'industrie, et non l'inverse.

Alors, pourquoi donc cette virulence paradoxale des ligues antivaccinales ?

La réponse est évidente : à cause de l'obligation vaccinale, ou plus exactement, à cause de la mémoire du mot « obligatoire » accroché à l'histoire de la vaccination. Pourtant, il n'existe aujourd'hui plus qu'une seule vaccination internationale obligatoire [1] dans de rares pays. En France, aucun des nouveaux vaccins

1. Le vaccin contre la fièvre jaune.

n'est obligatoire, et plus aucune contrainte n'est exercée depuis longtemps pour les quatre anciens [1] dont l'obligation vaccinale est maintenue dans les textes.

Ce paradoxe me fatigue et ne m'inspire plus que de méchantes réflexions :

— Les ligues et les sectes survivent en complète dissonance cognitive avec la réalité, elles ne survivent en réalité que de cette dissonance.

— Dans les démocraties d'enfants gâtés, la maladresse d'une obligation initiale peut amoindrir le bénéfice ultérieur.

— La moindre idée d'obligation est intolérable aux plus aliénés de la liberté.

— Enfin et surtout, en matière de santé, il faut n'être point sot pour être libertin.

BARRAGE CONTRE LA SYNAPSE

L'investissement financier sur la synapse est incontestablement le plus rentable du dernier demi-siècle. Cet espace micrométrique qui relie deux neurones est une manne bien plus accessible et plus durable que les nappes pétrolifères. Des dizaines de

1. Diphtérie, tétanos et polio sont trois vaccins d'une importance majeure pour la santé publique et individuelle. Le BCG présente un ratio bénéfice/risque moindre, mais il reste utile à l'humanité.

molécules appelées neurotransmetteurs [1] traversent cette fente magique sous forme de milliers de vésicules [2] allant et venant au gré de contraintes dont la science commence à percer timidement les secrets.

La synapse dispute au gène l'explication de toutes les pathologies. Si vous avez échappé au déterminisme génétique, soyez certains que vous ne pouvez pas échapper au fatalisme synaptique. Là où le gène vous a épargné, la synapse vous rattrapera !

À la différence du gène qui résiste farouchement à nos interventions, la synapse se laisse facilement émouvoir par nos chimies espiègles. Les manipulations génétiques ont, à grand-peine, réussi à faire rougir les tomates ou grossir le maïs et elles ont lamentablement échoué chez l'homme [3]. Au contraire, dès qu'on lui titille les synapses, l'homme réagit de façon inattendue et spectaculaire. Il salive ou se constipe, il devient euphorique ou toxicomane, il rougit comme une tomate, dilate ses pupilles, rêve, hallucine, pleure, tremble, bande, éjacule. Quel bonheur !

Dire que nous avons cherché l'âme pendant si longtemps, alors que nous avions là, qui nous crevaient les microscopes, des milliers d'interstices où

---

1. Adrénaline, noradrénaline, dopamine, sérotonine, histamine, acétylcholine, glutamate et GABA sont les mieux étudiés. Bien d'autres sont encore mystérieux ou complètement méconnus.

2. Gouttelettes microscopiques.

3. Les thérapies géniques ont pour l'instant des résultats quasi nuls ou ultra-confidentiels. Les seules utilisations humaines actuelles sont indirectes et consistent à faire produire des substances humaines comme l'insuline par des micro-organismes génétiquement modifiés.

pouvaient s'infiltrer Dieu et son diable fidèle. La synapse a ridiculisé prêtres et médecins d'antan, rendant, d'un coup, caducs le paradis et la saignée.

Donnez-moi une synapse et je maîtriserai le monde. Certes, nous sommes encore bien loin de la maîtrise absolue ; en attendant, le marketing conquérant savoure la photogénie de cette cabotine se laissant « microscoper » sous toutes les coutures. Pas la moindre publicité pharmaceutique sans la photo d'au moins deux synapses, la synapse « d'avant » et la synapse « d'après ».

Que feraient les « marketeurs » sans la versatilité des synapses ?

Tous ceux qui pensent un peu plus loin que le bout d'une synapse savent qu'il est illusoire de vouloir modifier durablement et impunément le comportement de milliards de synapses en ignorant presque tout de leurs interactions et de la plasticité neuronale qui les y prédispose. Vouloir établir un barrage contre les flux et les aléas des synapses m'évoque la mère de Marguerite Duras qui voulait dresser un barrage contre le Pacifique pour protéger ses plantations [1].

À l'heure où les sorciers de la synapse nous fatiguent d'une glose qu'ils ne maîtrisent pas, le génie littéraire de Marguerite nous manque cruellement pour moquer leur « barrage contre les synapses ».

1. Marguerite Duras, *Un barrage contre le Pacifique*, Gallimard, 1950.

S(A)OS

Depuis une bonne quinzaine d'années, en raison d'un effet de mode, le « syndrome d'apnée obstructive du sommeil[1] » (SAOS) jouit de notoriété. Il fascine et régale nombre de pneumologues, cardiologues, ORL et neurologues qui lui attribuent la cause de toutes les fatigues, voire de tous les maux.

Certains patients, surtout les gros ronfleurs, feraient pendant la nuit de longues pauses respiratoires qui perturberaient la qualité de leur sommeil, donc celle de leur éveil. Facile à comprendre et probablement exact.

Le diagnostic est difficile, il nécessite un examen long et coûteux nommé polysomnographie dont j'ai plaisir à livrer ici la description empreinte d'une poétique roborative : enregistrement en centre spécialisé, pendant toute une nuit de sommeil, de plusieurs paramètres tels qu'électroencéphalogramme, électrooculogramme, flux aérien nasobuccal par pneumotachographie, oxymétrie transcutanée, pression œsophagienne et électromyogramme des muscles respiratoires.

Lorsque le diagnostic est positif – il l'est fort souvent –, le traitement proposé consiste à mettre en place un appareil très coûteux permettant d'exercer

1. Le sigle est SAOS. Malgré de nombreuses corrélations savamment entretenues, il n'y a aucun rapport entre ce syndrome et une maladie rarissime nommée « narcolepsie ».

une pression d'air positive pendant le sommeil grâce à un masque. Traitement jamais évalué [1], totalement inefficace et que la plupart des patients n'utilisent pas, tant il est contraignant et, à dire vrai, inhumain.

L'histoire pourrait pudiquement s'arrêter ici, mais les modes sont impudiques, surtout lorsque la science officielle les cautionne.

Les preuves affluent désormais de toutes parts : ce SAOS est la conséquence évidente des maladies dites « de surcharge [2] » et de l'obésité. La logique serait donc de traiter la cause et non de la dissimuler subrepticement derrière un masque pendant le sommeil. Mais les excès alimentaires et la sédentarité, dénoncés depuis trop longtemps, ne sont désormais plus à la mode, il fallait inventer une cause moins vulgaire pour la science et moins culpabilisante pour les patients ; le SAOS est arrivé à point nommé.

Lorsque l'impudeur et l'irrationalité ont déjà poussé leurs pions jusqu'à ce point-là, il est rare de constater des retours à la raison ; le plus souvent, hélas, par effet de contagion, ces dissonances étiologiques et thérapeutiques finissent par sombrer dans la cacophonie et le ridicule. En effet, il a été récemment proposé de traiter ces patients pendant la nuit avec des prothèses mandibulaires pour avancer la mâchoire inférieure à la limite de la subluxation afin

1. Rapport de l'ANDEM, revue *Prescrire*, mai 1994, t. 14, n° 140, 298-299.

2. Diabète de type 2, syndrome métabolique, insulino-résistance, obésité, hypercholestérolémie. Sorri John, *Journal international de médecine*, février 2004. Flanchet Vanessa, *Journal international de médecine*, août 2004.

de faire pénétrer plus d'air par le pharynx [1]. L'échec, total, a amené les experts à la conclusion suivante : il convient d'améliorer le système !

Aucune prothèse ne sera jamais trop belle pour ces patients exposés à de graves risques cardio-vasculaires. Oui, forçons notre génie pour améliorer le système. Je propose d'attacher les bras du patient pour qu'il ne puisse pas retirer l'appareil à pression positive pendant la nuit. En outre, il convient d'inventer un masque incluant une prothèse mandibulaire capable de subluxer la mâchoire, ce dispositif ne pouvant évidemment être mis en place qu'en milieu hospitalier spécialisé. Enfin, l'effort physique étant cardiologiquement nocif en cas de surcharge, il faudra éviter aux patients d'avoir à revenir à l'hôpital tous les soirs. En conséquence, pendant la journée, il leur sera proposé des séances de gavage sur place, accompagnées d'une psychothérapie douce les exonérant de toute forme de culpabilité et évitant toute contrainte susceptible de provoquer des abandons de traitement.

Chacun sait que l'observance thérapeutique est la clé de la réussite médicale !

---

1. Smith D. M. et coll., *Thorax* 2002, 57, 305-308.

TERRES D'AGONIES

Dans le flou des débats sur l'acharnement thérapeutique, il est souvent reproché aux soignants de fort bien s'accommoder de l'agonie des mourants. C'est exact, ils s'en accommodent et ils s'y confortent ! Une explication s'impose pour ne pas choquer. L'agonie est le dernier carré des cliniciens, ils la protègent comme un patrimoine, leur ultime morceau d'humanité. L'agonie est le summum de l'expertise clinique et thérapeutique, lorsque tapoter la main ou le ventre en chuchotant deux mots à l'oreille a plus de pertinence et d'efficacité que tous les scanners et chimiothérapies. Les mouroirs sont la terre des soignants, ils y prospèrent sans trop de concurrence. Les ingénieurs et les marchands leur ont usurpé le reste de la santé, ils ont envahi leurs enseignements, dévoyé leurs préventions, forcé leurs diagnostics, imposé leurs traitements. L'agonie est une contrée encore vierge pour la production de richesses, elle n'a promu qu'une économie de services, à peine infiltrée par de discrets vendeurs de morphine et d'accessoires pour grabataires.

Oui, le soignant règne sur l'agonie, pendant que le marché attend son tour en observant pudiquement ce dernier continent à conquérir. Seule l'euthanasie peut déloger l'un et couper l'herbe sous les pieds de l'autre. Alors soyons certains que l'euthanasie ne viendra jamais ni des médecins ni des marchands, aucun d'eux n'est fait pour cela ; elle ne peut venir que des juges ; les politiciens, par nature, ne se prononçant qu'en dernier.

Les juges, quant à eux, n'en sont pas arrivés à ce point. Pour l'instant, ils condamnent à l'envi d'avoir laissé mourir ou d'avoir laissé naître (une nouvelle idée de l'un d'entre eux [1]). Rien ne peut effrayer plus qu'une république de juges.

En attendant d'y voir plus clair, médecins et infirmiers, quoique aussi mal à l'aise que les autres devant l'agonie, ne sont pas perturbés par les critiques sur leur « acharnement thérapeutique ». Il s'agit de l'un de ces grands concepts vides de sens comme « le développement durable » ou « la communauté internationale », aussitôt créées, ces formules rabâchées par technocrates ou médias finissent par vivre une vie indépendante de toute réalité.

Les soignants ont été conçus pour s'acharner, par définition, ils sont payés pour grignoter du temps sur la mort, cela leur est clairement demandé chaque jour. Les progrès sanitaires (trop souvent attribués à tort à la médecine) ont fini par rendre la mort paradoxale. Dans un tel contexte, comment juger incongru le soin tout naturel, et non acharné, porté à l'agonisant ? Contresens pour le médecin qui a fort heureusement mis ses paradoxes au placard depuis longtemps.

Le soin et la prévention, avec leur idée (saugrenue) de repousser le moment de la mort, sont déjà une

1. Allusion à la plus énorme monstruosité juridique de ces dernières années, l'arrêt Perruche, rendu à la suite de la plainte d'un handicapé accusant le médecin accoucheur de sa mère de l'avoir laissé naître.

sorte d'acharnement qui s'apparente étrangement à la notion de vie.

Le suicide assisté sera certainement le dernier grand pas de l'hominisation. Les juges peuvent se mettre au travail et désigner les artisans de ce suicide. Si les soignants sont désignés d'office, ils se débrouilleront pour gérer le suicide assisté comme ils gèrent l'agonie, rien n'aura vraiment changé pour eux, puisque la mort est déjà le terme unique de toutes leurs gestions, clandestines ou non.

FANTASSINS ERRANTS

Les symptômes qu'ils m'apportent ne sont plus vierges depuis longtemps, tous déflorés par des interprétations scientifiques et des dérives charlatanes. D'une enveloppe, ils extraient les images noires de leurs plaies argentiques et de leurs bosses numériques, toutes virtuelles ; les originales ont disparu ou ne s'exhibent plus. Ils ne viennent pas me livrer leurs craintes personnelles ni leurs doutes mais ceux de la médecine. Leur ventre, déjà sondé de toutes parts, n'est plus jamais palpé par une main d'artisan. Ils traînent leurs affections mortelles, de la même façon que leurs maux imaginaires, au bout d'une chaîne visible. Ils ont tout entendu et son contraire, néanmoins leur oreille est déjà disposée à ma nouvelle prose, qu'ils souhaitent originale et qui définira leurs aventures à venir. Ils attendent le verdict d'une analyse pour oser continuer à vivre. Ils ne sont pas atteints de maladies, mais de chiffres. Leur pronostic est la durée de vie qui va s'étirer jusqu'au prochain rendez-vous avec un serviteur de la Faculté. Leurs textes sont des litanies cadencées pour des oreilles de soignants. Leur corps n'est même plus gratifié d'une amélioration passagère, le mérite en revient au dernier médicament, à son prescripteur ou à sa notice. Leurs nouveaux troubles ne leur appartiennent plus, depuis qu'un grand maître les a magnifiés dans un projet de syndrome ou méprisés comme un effet secondaire indésirable. Ils ont parfois la maladresse d'oublier que leurs manifestations corporelles ne doivent pas entraver la marche des soins ni retarder l'accès à la certitude. Le diagnostic doit être ferme et définitif pour autoriser un espoir de rédemption.

Ils ne me racontent jamais leur propre histoire ou celle de leur corps, ils préfèrent répéter les leçons de leurs précepteurs corporels. Ils n'ont plus d'humeur personnelle, ils frémissent parfois un peu en exprimant les sentiments du grand professeur. Parfois, ils ont le panache d'être prêts à mourir pour ceux qui leur apporteront la santé. Ils seront gratifiés, commémorés peut-être, d'avoir un jour été de la chair médicale. Que l'idéal soit sanitaire ou patriotique, ce sont les mêmes chairs domptées qui nourrissent le scalpel ou le canon. Cependant, l'idéal sanitaire a bien meilleure allure et il n'est pas suspect d'être un jouet de conquérant.

Ils viennent me voir, je suis une étape dans leur parcours de fantassins errants. Ils ne m'apportent même plus leurs états d'âme, ils sont fidèles et disciplinés. On leur a désappris le langage du corps et mal enseigné la langue biologique, nouveaux analphabètes que le marché fabrique et dont il se repaît. Hypocondriaques stupides ou cancéreux soumis, ils sont les esclaves de maîtres à la générosité débordante.

Ils viennent me voir, avec tous leurs symptômes déflorés, ma charité artisanale leur apparaît, de temps à autre, encore plus débordante. Je pose mes deux mains sur leur ventre, l'une thérapeutique, l'autre amicale, et j'attends que la paroi se relâche pour qu'ils aient un repos dans leur parcours de combattant, une petite escale clinique dans le labyrinthe hospitalier, un répit dans leur esclavage sanitaire, une pause dans le fatras médical, une accalmie dans le tumulte des experts.

Certains, rares, sous ma main d'homme, retrouvent parfois un peu de leurs facultés critiques et adaptatives. Pour les autres, fantassins dépossédés, je ne peux plus rien faire, ils ont perdu le manuel de leur individu, ils ont égaré jusqu'au brouillon de leur humanité.

Il faudrait repartir de zéro.

CLIMATISEURS ET LIBRE ARBITRE

La climatisation fait partie de ces nuisances que l'homme invente régulièrement pour améliorer son confort ou son plaisir. Les siècles sont jalonnés par ces hérésies sanitaires qui, à la longue, deviennent indispensables ou imposées. Elles vont du tabac au shampooing détergent en passant par le Coton-Tige, les somnifères, la musique de supermarché ou l'automobile en ville.

Les nuisances, loin d'atténuer le plaisir, semblent au contraire l'aiguillonner. Le bonheur suprême étant d'en concentrer plusieurs, comme par exemple tabac, musique de supermarché et climatiseur à l'intérieur d'une voiture coincée dans les embouteillages de la ville.

Hors du véhicule, la climatisation a également son cortège de nocivités, dans les édifices, elle diffuse toute une variété de germes comme les haemophilus, légionelles ou virus du SRAS pour ne parler que des plus médiatisés.

Tout à coup arrive la canicule, l'eau manque, les centrales surchauffent, l'électricité devient plus difficile à produire, la déshydratation favorise les infections ; le gouvernement demande alors expressément de limiter l'usage des climatiseurs. La canicule rend en effet leur usage doublement pervers : plus toxique sur les individus et plus dramatique sur les dépenses énergétiques.

Le consommateur hésitant qui avait fini par acquérir un climatiseur sous la triple pression publicitaire des vendeurs de froid, de ses voisins et des producteurs d'énergie s'entend maintenant reprocher et déconseiller son utilisation au moment bref et précis où il en a enfin un réel besoin.

Ce consommateur fragile se trouve alors devant un dilemme cocasse. Soit il continue à utiliser son climatiseur pour ajouter le plaisir de l'incivisme à la joie des nuisances, soit il l'éteint par un réflexe écologique et citoyen ; rien ne l'empêchera alors de le rallumer pendant l'hiver pour vivre, en différé, la canicule et subir, à son tour, les indispensables nuisances dont il avait été spolié.

Ce sont de tels dilemmes associés à notre liberté de choix qui nous rendent, chaque jour, plus humains.

AUTISME ET PSYCHOTROPES

La France est le plus gros consommateur de psychotropes, elle est aussi le dernier pays d'Europe dans la prise en charge de l'autisme. L'une et l'autre de ces deux assertions, corrélées ici de façon volontairement provocante, doivent avoir une explication.

J'ai retrouvé cette phrase stupéfiante sur un de mes polycopiés d'étudiant : « L'autisme est une maladie due à une carence affective ou à un gros traumatisme psychologique dans la petite enfance. » Cela ne faisait aucun doute, M. Bettelheim lui-même l'avait dit à une époque où les psychanalystes ne se trompaient jamais !

Petit à petit, nous avons rendu à l'autisme sa vérité de maladie du hasard et nous avons fini par avouer notre méconnaissance de la neurophysiologie. Enfin, depuis le début de l'année 2004, une secrétaire d'État s'est un peu penchée sur cette maladie [1]. Ouf !

1. Mme Marie-Thérèse Boisseau, secrétaire d'État aux Personnes handicapées, a proposé un plan d'action pour l'autisme le 28 janvier 2004.

Venons-en maintenant aux psychotropes.

Inversion brutale de tendance, nos carences scientifiques et notre ésotérisme devant les maladies neuropsychiatriques se sont mués en une dispendieuse frénésie thérapeutique. Plus de 80 % des psychotropes prescrits le sont inutilement, voire dangereusement.

Tant que ça ?

Oui, tant que ça. Et souvent sans aucun diagnostic préalable.

Les temps ont bien changé. M. Bettelheim construisait des étiologies fantaisistes sur des maladies dont il ignorait tout, mais il avait au moins l'art et la manière de bricoler des thérapies cognitives et d'improviser des soutiens affectifs et sociaux. Aujourd'hui, devant les mêmes inconnues étiologiques, on démontre péremptoirement l'action de la chimie sur des mécanismes synaptiques déclarés responsables de tous les maux.

Les fabricants de médicaments et leurs experts se sont autoproclamés encore plus infaillibles que les psychanalystes dans l'étiologie de ces maladies ; ils les enseignent aux cliniciens naïfs et aux universitaires béats en leur proposant des kits thérapeutiques miraculeusement adaptés à des diagnostics sur mesure.

L'erreur est humaine. Il serait vaniteux de prétendre pouvoir traverser indemne les époques psychanalytiques ou pharmacologiques.

Cependant, trop, c'est trop.

Il est très urgent de faire l'apologie de la discrétion dans le domaine de la neurophysiologie. Nous nommons « maladies » certaines entités cliniques très mal identifiées et nous prétendons les traiter en ayant une idée balbutiante de leur physiopathologie. Retournons à nos chères études avant de proposer des drogues aussi délétères pour la santé que pour le bon sens. Nous ne gagnerons ni savoir ni argent en passant brutalement du tout-analytique au tout-chimique.

Le beau pays de Voltaire s'est-il transformé en une éponge qui s'imbibe benoîtement des innovations dès qu'elles apparaissent, ou cette surconsommation de psychotropes n'est-elle qu'un effet secondaire de la protection sociale ?

Bettelheim avait fasciné les enfants avides de culture que nous étions, nous n'arrivons pas à nous remettre de ses erreurs et nous hésitons à tourner la page du « tout-psy » ; alors, par consolation, nous nous gavons de psychotropes inutiles et inefficaces [1] comme des enfants gâtés à qui tout est remboursé.

MORT DE CHAGRIN

Les très vieux couples ne laissent jamais indifférents. Leurs disputes mécaniques, leur dépendance affective et tant d'autres images d'Épinal émeuvent

1. À l'exception des neuroleptiques dans les délires aigus de certaines psychoses, aucun psychotrope n'a montré incontestablement ni efficacité clinique ni intérêt sanitaire à moyen et long terme. Je parle évidemment ici d'études épidémiologiques vierges d'influences !

l'observateur qui s'interroge sur les facteurs d'éternité de ces monogamies. Le point d'orgue de ce lyrisme est la mort des deux conjoints à peu de temps d'intervalle. Il ne fait alors de doute pour personne que le chagrin de la mort du premier a provoqué la mort du second. Les épistémologistes et les statisticiens eux-mêmes se rallient avec complaisance et bonheur à cette cause du chagrin mortel.

Il faudrait être un monstre au sang froid, pourfendeur de la causalité et apologiste de la corrélation pour oser prendre une calculette dans ces périodes de double deuil afin de constater qu'un octogénaire a une très forte probabilité de mourir dans l'année qui suit le décès de son conjoint.

Bien que je sois assez souvent du côté des statisticiens, une espèce de romantisme ou de rébellion m'empêche d'admettre que la mort successive des vieux amants n'est qu'un pur produit de la statistique.

Je le sais pourtant, ma science toute neuve ne cesse de me le répéter, la biosphère n'est qu'un grouillement de corrélations prises pour des causalités. C'est incontestable, la mort de chagrin ne peut avoir aucune preuve scientifique, convenons-en tout en sachant que l'absence de preuve n'est pas la preuve de l'absence. Je suis comme les autres, il me faut, çà et là, un peu de causalité pour raviver un déterminisme, dont le manque m'empêcherait à tout jamais de devenir savant.

Par ailleurs, la probabilité de survie d'un octogénaire pendant plus de dix ans après la mort de son conjoint, quoique statistiquement très faible, reste possible. Dans ces cas-là, immanquablement, d'aucuns inventent de nouvelles causalités en affirmant méchamment que le bonheur de la solitude a favorisé une survie d'une telle longueur. Ceux-là sont aussi ignobles que ceux qui ont osé prendre leur calculette un jour de deuil. Ceux-là m'empêchent de conclure, comme je souhaitais le faire, que les statisticiens sont des monstres savants et que les autres sont des imbéciles heureux.

Il y a aussi des monstres parmi les imbéciles.

RECRUTEMENT PERVERS

Une étude sérieuse [1] prouve que les mesures visant à diminuer l'usage de l'alcool chez les adolescents par des conseils au moment de la vente ont l'effet inverse de celui escompté. Nous nous en doutions déjà, il est préférable de ne pas faire de publicité sur les dangers de l'alcool auprès des jeunes, il faut utiliser des moyens plus discrets hors du champ de l'information directe.

Nous savons que les fabricants de tabac investissent les nouveaux marchés d'Afrique ; curieusement, une de leur stratégie est d'orchestrer les campagnes sur les dangers du tabac à la place des ministères de la Santé qui sont surpris de tant de sollicitude envers leurs citoyens ! Les casinos organisent eux-mêmes des stages pour guérir de l'addiction au

1. Jernigan D. et coll., *Arch pediatr adolesc med*, 2004, 158.

jeu ! Certains chansonniers [1], en dénigrant, peut-être de bonne foi, les émissions de téléréalité en sont possiblement, à leur insu, les principaux promoteurs.

Notre espèce n'a pas achevé d'intégrer la communication par le mode verbal. Le verbe a gardé toute sa magie, sa sonorité continue à nous fasciner, indépendamment du message qu'il véhicule. Les plus observateurs ont noté cette singularité de nos acquis langagiers et certains l'utilisent abondamment à des fins mercantiles par cette méthode que nous pouvons nommer « procédé du recrutement pervers ».

Il n'y a aucune raison pour que le domaine de la maladie échappe à ce paradoxe sémantique. Nous constatons, par exemple, que certaines pathologies voient leur fréquence augmenter proportionnellement à leur évocation auprès du grand public. Pis, ces pathologies s'aggravent parallèlement aux moyens mis en œuvre pour les combattre ; citons, en vrac et entre autres, le diabète, l'asthme, la dépression, l'obésité, les migraines, l'insomnie, les allergies, l'hypertension, sans oublier l'illettrisme, les surdoués, les conjugopathies et l'hyperactivité infantile.

La solution préventive pourrait être de ne jamais aborder ces sujets en dehors de l'espace clos du cabinet médical, à condition que le médecin ne soit pas déjà, lui aussi, victime du recrutement pervers.

1. Dans une émission de France Inter, « Le Fou du roi », Guy Carlier se moque avec beaucoup d'humour de la stupidité des émissions de téléréalité.

VOIE ROYALE

Sans être expert en *business*, je crois avoir compris les deux voies essentielles de profit pour un marché. Soit il vise le public le plus large possible avec des prix attractifs au détriment de la marge. Soit il vise une cible étroite en valorisant l'image de marque sans aucun souci de prix. Autrement dit, vendre des millions de jouets en plastique à un euro, ou bien vendre quelques yachts de luxe à dix millions d'euros chacun.

Le marché de la santé doit-il choisir la cible large ou la cible étroite ?

Ce débat passionnant, des deux points de vue, sanitaire et commercial, me paraît urgent dans notre pays qui ne peut désormais plus se passer de sa santé publique et encore moins de son marché de la santé.

La cible large présente le risque de gonfler artificiellement le nombre de diagnostics pour augmenter les ventes de boîtes de gélules à un prix accessible. Les procédés marketing consistent alors à vulgariser une connaissance « orientée » de la maladie pour en forcer la découverte par les patients et les médecins. Une des très belles réussites de cette stratégie est d'avoir fait croire à (presque) tous que la ménopause est une maladie.

La cible étroite présente le risque d'une augmentation des prix, si vertigineuse que les patients et leurs assureurs n'auront plus les moyens de payer le remède du mal. Le procédé consiste à choisir des maladies où le drame humain est tel qu'il n'autorise aucune dérogation à la pitié. Ces maladies sont fréquentes, je ne citerai que les plus emblématiques : diarrhées infectieuses infantiles, paludisme et tuberculose pour le tiers-monde ; cancers, sclérose en plaques et sida pour l'Occident. Pour les trois premières, hélas, les patients sont insolvables, l'argumentaire de la pitié est oublié tout autant que les autres arguments, puisque le marché est quasi abandonné. Pour les trois autres, la pitié est largement médiatisée, il est même devenu politiquement incorrect de la laisser se reposer trop longtemps. Les belles réussites de cette stratégie sont l'introduction récente de plusieurs traitements à mille euros l'ampoule ou le comprimé ! Je n'ai pas les moyens, pour l'instant, de contester l'utilité ou le prix de ces traitements et je protège mon envie naïve de croire que le mode de recherche qui leur préexiste est nécessaire.

Cependant, je vois poindre un réel problème, qui n'a certainement pas échappé à la sagacité de nos dirigeants chargés de régler la facture. Ces malades, hélas plus nombreux, et heureusement toujours pris en charge, nous conduisent naturellement à un élargissement de la clientèle pour ces produits dispendieux. Il s'agit bien, là, d'une troisième voie marchande, inédite, une véritable voie royale, permettant de vendre des millions de yachts de luxe à des millions d'euros chacun. Les plus optimistes des prévisionnistes financiers n'en croient pas leurs yeux ; qui plus est, je suis certain qu'ils s'étonnent de ne se heurter à aucun courage politique ou médical, pour délimiter leurs cibles, décrypter leurs essais, contester leurs méthodes, valider leurs statistiques ou leurs dires d'efficacité, et leur imposer des règles de bienséance.

Est-il nécessaire de suggérer aux *businessmen* de profiter de cette « troisième voie » inespérée, aussi longtemps qu'ils auront la chance inouïe de n'avoir que des couards en face d'eux ?

GÉNÉRATEURS D'OSTENTATIONS

« Je suis à mon compte. »

Cette précision est très rarement omise par les patients concernés et arrive souvent en cours ou en fin de consultation, pour donner au médecin une information paramédicale destinée à orienter éventuellement son traitement et sa conduite.

Comme le monarque en son temps, le médecin a l'immense pouvoir de distribuer des faveurs et des privilèges. La maladie, grave ou non, permet d'obtenir les faveurs de la sollicitude et les privilèges de l'arrêt de travail.

La prérogative du congé maladie est une variable dérivée du compte rémunérateur. « Je suis à mon compte » permet de préciser avec discrétion que bénéficiaire et créancier du repos sont une personne unique. En cas de congé, le soulagement de l'un serait anéanti par l'affliction de cet « un » lui-même et non d'un autre quelconque.

Curieusement, les patients ne précisent jamais : « Je suis au compte d'un autre. » L'information serait pourtant de valeur égale pour la décision thérapeutique en donnant à l'attribution de repos un poids supérieur à celui de médicaments potentiellement toxiques. Ainsi lorsque les patients sont réellement au compte d'un autre, le médecin, s'il ne pose pas indiscrètement la question, devra compenser cette lacune par une plus grande expertise clinique. Les signes annonciateurs du désir de congé sont multiples et grossiers et le clinicien averti apprendra bien vite à les décrypter. Il pourra alors adapter subrepticement sa prescription au statut professionnel du patient, sans le moindre opprobre sur le privilégié, ni la moindre allusion sur le privilège.

Parfois, pour le plaisir de la sémiologie, le clinicien entraîné, doublé d'un citoyen averti, arrive à préciser jusqu'à la nature catégorielle du compte rémunérateur de l'employé. Les symptômes et leurs apparats diffèrent en effet selon l'appartenance à une PME, à une multinationale, à une collectivité territoriale, à une administration ou à un grand corps d'État.

Si l'ostentation du symptôme est devenue, au fil des temps, un corollaire du mal-être de l'emploi, force est de constater, en essayant de faire fi de toute opinion partisane, que les multinationales ont désormais rejoint les grandes administrations dans le peloton de tête des générateurs d'ostentations. Cette évolution des pathologies et du travail laisse présager que, bientôt, « être à son compte » sera effectivement un symptôme primordial qu'il conviendra de mentionner dès le début et non plus à la fin de la consultation afin d'éviter d'inutiles examens.

Ainsi, l'artisan, sitôt ouverte la porte du cabinet médical, est invité à dire haut et fort :

— Je suis à mon compte.

POUR L'EXCEPTION MÉDICALE

Aux États-Unis – c'est décidément toujours là-bas que tout se passe –, des forains médicaux se promènent dans le pays et proposent à la population des scanners du corps entier. Ce commerce basé, comme beaucoup d'autres, sur l'ignorance et la naïveté est florissant. Les clients piégés à ce mirage du scanner apprennent ainsi le plus souvent qu'ils semblent être en bonne santé (comme si cette sensation ne pouvait plus être éprouvée en elle-même) ; ils peuvent alors repartir avec le sourire du consommateur ravi. Plus rarement, on leur découvre, hélas, une image suspecte ; ils ont alors une grimace d'inquiétude, et repartent avec un problème à résoudre, une interrogation qui les dépasse très largement.

Que peut donc bien signifier cette image suspecte ?

Ils font alors appel aux médecins non forains pour essayer d'en savoir plus ; ceux-ci sont moralement obligés de poursuivre les investigations, ils pratiquent souvent d'autres scanners plus précis et des examens complémentaires. Dieu merci – il y a peut-être un Bon Dieu pour les angoissés –, plus de quatre-vingt-dix-neuf fois sur cent, les images suspectes restent sans lendemain morbide. Soulagés, ils peuvent alors repartir avec leur ignorance en guise de potentiel pathologique. La stupidité, l'ignorance et l'inquiétude sont assurément de bons vecteurs pour être toujours en instance de maladie.

Aux États-Unis, ce *business* foisonnant n'a pas vraiment d'importance, car les médecins, camelots ou non, évoluent dans un même ultralibéralisme qui en tire profit. Imaginez maintenant que ces camelots d'images investissent notre doux pays, comme le libre-échange les y autorise. Les gogos, ne les blâmons pas trop, seraient probablement aussi nombreux qu'outre-Atlantique, au grand dam de notre fierté et de notre éducation nationale. La différence viendrait des examens complémentaires, nécessaires pour les rassurer, dont le coût serait à la charge de la Sécurité sociale, donc du pays, qui y perdrait bien plus que le marché n'y gagnerait. Cette horreur économique pourrait provoquer un collapsus de notre système de santé.

Tous les pays, États-Unis en tête, font régulièrement des entorses aux règles de l'OMC à laquelle aucune nation ne semble pouvoir échapper. Alors, n'hésitons pas. Nous avons déjà l'exception culturelle pour éviter le laminage hollywoodien. La vague épidémique d'obésité infantile nous oblige à défendre activement l'exception alimentaire. Il devient désormais impératif de promouvoir l'éducation sanitaire et de nous battre, en plus, pour l'exception médicale.

CALEMBREDAINE ET CALEMBOURS

Le remboursement des médicaments homéopathiques est un thème itératif. Leur probable inefficacité est régulièrement insinuée par le ministère de la Santé ou l'Académie de médecine sous couvert de l'exigence morale de ne faire financer par la société que les médicaments ayant apporté la preuve scientifique d'une utilité individuelle et publique. Parmi les innombrables sujets d'amusement que m'offrent les dialogues entre le corps sanitaire et la Sécurité sociale, celui-ci est l'archétype de la calembredaine. Une opportunité rare pour l'épistémologie ou le calembour.

C'est selon.

Admettons que les granules homéopathiques n'aient qu'une action « perlimpinpinesque » par la voie de l'autosuggestion dont elles seraient un inducteur. Certains patients ont en effet une chimie de l'autosuggestion qui ne fonctionne pas sans catalyseur. Ainsi, supprimer le remboursement des granules catalytiques reviendrait à punir délibérément les patients porteurs d'un handicap de l'autosuggestion. Pourquoi punir ceux-là en les abandonnant, alors que d'autres, les handicapés de l'autocontrôle, par exemple, sont confiés à des comportementalistes, les handicapés de l'autocritique sont confiés à des gériatres, les handicapés de l'autodiscipline confiés à des nutritionnistes, les handicapés de l'auto-immunité à des allergologues, ou encore, les handicapés de l'automobile à des orthopédistes ?

Cynisme et méchant jeu de mots, me rétorquera-t-on (laveur).

Pire que cela, car de surcroît je triche, en comparant, à votre insu (eh oui !), des items incomparables, à savoir des médicaments (les granules homéopathiques) à des praticiens (allergologues, gériatres, etc.).

La rigueur impose de comparer les praticiens entre eux et les pratiques entre elles.

Pour les praticiens, le seul critère acceptable est celui de la satisfaction déclarée du patient. Force est de constater, au dam de nos rigueurs ou de nos logiques, que les homéopathes sont souvent en tête, loin devant les dermatologues, pneumologues ou rhumatologues, et parfois même, hélas, devant les impeccables orthopédistes.

Pourquoi ne pas dérembourser, entre autres, dermatologues et rhumatologues ?

Pour les pratiques, l'évaluation est plus délicate, le critère le moins contestable est celui du succès apparent en termes de santé publique. Ici l'orthopédie et l'obstétrique passent largement en tête, loin devant la cardiologie ou l'homéopathie, alors que la honte s'abat sur la cancérologie, la diététique ou l'allergologie, impuissantes à endiguer le flot incessant des cancers, obésités et allergies.

Pourquoi ne pas dérembourser aussi la cancérologie, l'allergologie et l'endocrinologie ?

Reste le difficile problème des médicaments. Pour eux l'exigence de critères mesurables est forte et concerne à la fois le patient et l'expérimentateur. Sur le patient, l'efficacité doit être supérieure à celle de l'autosuggestion en mesurant des items individuels, indépendamment de toute considération de santé publique. Le second critère exigé est la satisfaction de l'expérimentateur, c'est pourquoi les médicaments cardio-vasculaires arrivent largement en tête, avant les antalgiques où ne compte que la satisfaction du patient ! Loin derrière se trouvent la cortisone, la chimiothérapie, les neuroleptiques, les antiviraux et quelques autres. Étrangement, les antibiotiques efficaces *in vitro* et ayant un faible impact sur la santé publique échouent à beaucoup d'études *in vivo* [1]. En dernier se trouvent évidemment les granules homéopathiques, les psychotropes hors neuroleptiques [2] et tous les autres.

Pourquoi ne pas dérembourser logiquement tous ces autres qui représentent la plupart des médicaments ?

Ainsi, le thème récurrent de l'homéopathie est une particularité française au même titre que celui de la Sécurité sociale. Ce débat, hélas, reste vain (deux fois dix).

Nous n'en profitons même pas pour améliorer nos connaissances sur l'autosuggestion, ni évaluer l'impact

---

1. Très peu d'études sont réalisées sur l'efficacité réelle des antibiotiques en dehors de grosses pathologies comme la tuberculose et la méningite ou pendant certaines épidémies. Les rares études sérieuses réalisées montrent leur inutilité dans la plupart des infections courantes, soit environ 90 % des prescriptions. Par exemple l'excellente méta-analyse sur le traitement de l'angine (revue *Prescrire*, juillet 2004, 24, 252, 512-525).

2. Les neuroleptiques ont une efficacité prouvée dans les psychoses. Les autres psychotropes, anxiolytiques et antidépresseurs, sont très peu utiles sur le long terme dans la plupart des troubles psychiatriques.

réel de nos pratiques et de nos médicaments sur la santé publique ou la mortalité, ni pour repenser la logique des critères d'évaluation dits « intermédiaires [1] ».

Ce débat a beau être itératif comme le serpent de mer ou le balancier devant la lucarne de l'horloge, il n'arrive décidément pas à susciter la dialectique (tac).

Il ne mérite pas une escale à l'Académie de médecine ou au ministère de la Santé.

Ni une escale à Hambourg.

MIMES

La médecine comme la menuiserie ne peuvent s'extraire de la société qui les baigne. Le kit Ikea a tendance à supplanter l'ébénisterie en merisier et l'acte médical court et prescripteur a remplacé l'interrogatoire et l'examen clinique. Tout évoluant de concert.

La médecine et le soin ont cependant, par leur matériau biologique, une plasticité qui les fait épouser plus fidèlement les aspects de la société qui les mime à son tour. L'inventaire de ces mimes est fascinant.

1. Un critère intermédiaire est celui qui s'attache à un symptôme, à un chiffre ou à une analyse, sans évaluer correctement le rapport bénéfices/risques ni présumer l'impact sur la morbidité et la mortalité globale des patients traités.

Le domaine religieux en est un terreau fertile, le médecin est très souvent montré comme le successeur du prêtre. La confession serait une psychothérapie sans médicament; la communion : une psychothérapie avec homéopathie; la foi : une psychanalyse gratuite; le mystique : un psychanalyste égaré; l'ésotérisme : une psychothérapie sans objet; le fanatisme : une psychothérapie sans sujet; et le terrorisme : une psychothérapie radicale. Enfin, tous deux plus proches du curé, le charlatan, qui est un médecin provisoire, et le gourou, qui est un médecin définitif.

La politique offre des mimétismes plus croustillants. Le dialogue y est une médecine globale sans thérapeutique aboutissant néanmoins à un conformisme désuet comme une médecine avec médicament; parfois il débouche sur une réformette : prescription où les effets secondaires dissimulent l'effet thérapeutique. Le pouvoir est un essai clinique, le législatif : un placebo, l'exécutif : une nouveauté médicamenteuse, et la justice, le plus souvent, hélas, confine à l'acharnement thérapeutique.

Dans le domaine marchand, le communisme a servi d'anti-modèle comme médecine sans projet de santé individuelle, l'entreprise est devenue une médecine sans l'individu. Le marché peut se comparer à un flux de médicaments sans médecine ni médecins. L'entreprise étant un prescripteur sans projet sanitaire.

Fort heureusement, les partis offrent des propositions de régularisation et d'humanisation, la droite en prônant la santé privée et la médecine publique et la gauche en essayant la santé publique et la médecine privée. L'essentiel étant de différer, jusqu'au mandat suivant, la révolution : chirurgie sur corps tumoral, ou pire, l'anarchie : phytothérapie sur corps perdu. En attendant, il est possible de parsemer quelques décrets : chirurgie sans anesthésie ou de proposer un dialogue social : consultation avec anesthésie.

Au niveau mondial, les sigles de l'humanitaire offrent des cataplasmes ou des emplâtres, parfois efficaces lorsque les jambes ne sont pas en bois. Hélas ! les ONG qui sont pourtant des cliniciennes expertes proposent leurs emplâtres à des pays de paille et l'ONU les applique sur des langues de bois. La pitié et la condescendance pouvant modifier l'effet thérapeutique, exclusivement sur le soignant.

Citons enfin la guerre, pourvoyeuse d'agonies : domaine d'excellence de la médecine sans projet ; et la paix, pourvoyeuse de fins de vie, elles-mêmes porteuses d'un marché médical illimité et politiquement correct.

Les litanies de la médecine ne cessent de faire écho à celles de l'humanité qui mime à son tour sa médecine bigarrée. Il serait pessimiste ou psychotique de les dénigrer l'une et l'autre, mon enthousiasme de soignant m'oblige à constater que leurs mimes les renforcent.

L'une et l'autre.

PRÉDICTION

La médecine préventive, nous le savons, est une science d'une gigantesque complexité. En dehors des succès patents de l'hygiène et des vaccinations, il est très difficile de prouver d'autres réussites incontestables. La baisse de la mortalité infantile après le XVIIIe siècle se rapporte plus à l'hygiène qu'aux progrès directs de l'obstétrique. Les règles de sécurité sur la route et au travail ont eu quelques résultats ponctuels non négligeables. Il faudrait pouvoir réussir une éradication mondiale du tabac pour renouer avec des succès tels que ceux de l'asepsie et des vaccins.

Les multiples essais de prévention en matière psychiatrique, cancérologique ou cardio-vasculaire sont pour l'instant des échecs patents au regard des courbes de mortalité et de morbidité dans ces pathologies.

Pour obtenir des résultats dans ces domaines, il faudrait exercer de véritables dictatures, par nature incompatibles avec la générosité du concept de prévention. Quant à l'éducation sanitaire, elle est carrément illusoire dans nos démocraties libérales pleines de paradoxes. Nos pays interdisent de rouler à plus de cent trente km/h et mettent à disposition des véhicules roulant à deux cent cinquante km/h. Ils cherchent à dissuader du tabac en accordant des patentes aux vendeurs et déconseillent l'alcool en autorisant sa publicité. Ils déconseillent le stress et organisent le challenge dès l'école maternelle à deux ans. Ils veulent limiter l'absorption de sucreries et laissent les distributeurs automatiques proliférer dans les écoles et tous les lieux publics. Ils valorisent l'exercice et organisent les cités autour de l'automobile. Ils mettent en garde contre le sexe débridé et en placardent toutes les affiches du métro. Dans notre système libéral, l'asservissement de nos dirigeants a conduit à l'échec toutes les discussions engagées avec les *lobbies*, sans la moindre exception.

Comme aucune dictature n'est souhaitable d'un point de vue sanitaire, il faut accepter l'idée que la médecine préventive est définitivement une science du passé. Il s'agit ici d'une constatation épidémiologique, pas d'un jugement.

Or voici qu'apparaît une nouvelle médecine nommée « prédictive ». Basée sur le risque génétique individuel, elle outrepasse la prévention ; il ne s'agit plus d'annoncer, à tous, les dangers de certains abus, mais d'informer chacun des périls spécifiques qui le menacent.

— Vous avez une prédisposition au cancer du sein, il faudrait très vite faire des enfants, les allaiter longtemps et vous amputer des deux seins [1].

— Votre risque d'infarctus est important, il faudrait supprimer le stress et l'automobile.

— Votre addiction est prévisible, il ne faudrait consommer ni sucre ni alcool.

---

1. Parmi les facteurs de risque reconnus du cancer du sein, il y a, entre autres, les grossesses tardives, l'absence d'allaitement et l'hérédité.

— Votre enfant a un risque d'hyperactivité, il faudrait ne pas travailler pour rester à ses côtés pendant les cinq premières années de sa vie.

— Vous avez un QT long [1], donc un risque de mort brutale, il ne faudrait plus bouger.

Ces malheureux, déjà élus par de mauvais présages, auront en outre à subir les affres d'une ascèse impossible en système libéral et les doutes d'une médecine prédictive possiblement plus approximative que la médecine préventive. Enfin, avec les progrès illimités de la prédiction, ces pauvres gens seront de plus en plus nombreux.

Une nouvelle fois, il nous faudra choisir, un jour, entre libéralisme et médecine prédictive.

PARADOXE DU SOIN

Soigner est souvent une tâche paradoxale. Escamoter une douleur chronique qui sert parfois d'unique lien au monde. Réhydrater l'agonisant qui demande à mourir. Délivrer la drogue au drogué. Prescrire la fécondation *in vitro* après dix années de pilule. Soigner la plaie du guerrier, le foie de l'alcoolique, le dos du flagellant ou les bronches du fumeur, afin que

---

1. L'allongement de l'intervalle QT sur l'électrocardiogramme a été corrélé à un risque plus élevé de mort subite (Robbins J. et coll., *American Journal Medicine*, 2003, 115, 689-694).

chacun d'eux reparte à son même combat. Aider le suicidant chronique à vivre. Protéger les patients de leur propre folie.

Humanitaire, commercial ou réflexe, l'altruisme est parfois ridicule. Porter le soin d'urgence aux affamés des dictatures ou surmédicaliser l'assuré social agonisant sont d'identiques rutilances de nos vertus suspectes et de nos fastes.

À vrai dire, rien de tout cela ne me choque vraiment, car je suis un adulte achevé, tout entier baigné dans cette inconséquence.

Il y a pire paradoxe hélas, il concerne l'enfance.

Ne parlons pas des graves maltraitances où l'enfant victime est amené aux soins par le maltraitant lui-même, exigeant du soignant qu'il fasse l'impossible. Parlons du quotidien. Enfants gavés de sucreries, amenés pour obésité. Demande de fortifiants pour des écoliers de maternelle, tôt privés de l'idée du jeu, car déjà surmenés par la compétition. Requête de somnifères pour des petits otages du divorce, ballottés entre deux égarements.

Un nouvel examen biologique révèle et résume tous ces paradoxes. Chez les très jeunes enfants porteurs de rhino-pharyngites chroniques ou compliquées, lorsque les recherches d'allergies ou d'infections ont échoué, il est logique de suspecter le tabagisme passif, pourvoyeur le plus fréquent de ces enchifrènements. Le dosage de la « cotinine » dans les urines de l'enfant permet de mesurer son degré d'intoxication nicotinique passive. Si le résultat est positif, nous interrogeons avec insistance les parents sur leurs habitudes de fumeur. Ceux-ci répondent invariablement qu'ils ne fument pas, ou presque pas, ou pas avec l'enfant, ou jamais dans la même pièce, ou seulement sur le balcon.

Le médecin, gestionnaire de l'absurde, doit alors chercher une motivation pour ce soin paradoxal d'un enfant malade de ses géniteurs. Il ne trouve souvent que son commerce quotidien, lucratif et passionnant, seule finalité dépourvue de tout paradoxe.

MÉTA-ÉCOLOGIE

Le trou d'ozone, la pollution des nappes phréatiques et de l'air urbain, l'effet de serre et la disparition des espèces sont les grands thèmes du discours écologiste. D'autres fléaux sont moins médiatisés, comme l'augmentation peu avouable des cancers dans les pays développés ou la très inquiétante baisse de la fertilité [1].

L'espèce humaine serait ainsi la première où la fécondité diminue en cas d'abondance. Si tel est le cas, voici une belle épine dans mon pied darwinien; la culture ne serait pas incluse dans les lois de l'évolution.

1. La fécondité médiane de l'humanité vient juste de passer au niveau du seuil de remplacement qui est de 2,1 enfants par femme. Elle était de 5,4 il y a cinquante ans. Source INED et *La Recherche*, n° 351, décembre 2004, p. 20.

La découverte récente des perturbateurs hormonaux [1], ces produits chimiques susceptibles de modifier notre fécondité, pourrait expliquer ce paradoxe apparent. Nous serions comme des bactéries enfermées dans leur boîte de Pétri [2], rendus inféconds par notre nombre et l'accumulation de nos propres toxines. Je peux redevenir un biologiste apaisé, l'Occident est donc bien, lui aussi, darwinien.

Une toute nouvelle astuce culturelle nous permet de compenser cette infécondité, puisque nous importons les enfants du tiers-monde où ils abondent. Devant ce marché prometteur, hésitant entre corruption et codification, une nouvelle réflexion écologique s'impose. Il faut, de toute urgence, cesser d'exporter nos usines, productrices de perturbateurs hormonaux, vers ces pays devenus notre pépinière d'enfants.

Il s'agit ici d'une véritable méta-écologie.

Cette science balbutiante doit aussi aborder le problème du cancer. Lorsque nos dirigeants gesticulaient autour des programmes de dépistage et de traitement du cancer, nous pouvions apercevoir sans difficulté les ficelles qui les reliaient aux marionnettistes vendeurs de tests biologiques et de chimiothérapies. Pendant ce temps, les plus grands noms de la science signaient anxieusement le fameux « Appel de Paris [3] » dénon-

---

1. Un article passionnant et très bien documenté leur est consacré dans le numéro 372 de la revue *La Recherche*, février 2004, p. 56-60.

2. Dans les laboratoires de biologie, les traditionnelles boîtes de Pétri contiennent un milieu de culture utilisé pour les observations et expériences sur des colonies de bactéries.

3. Cet appel a été lancé par le docteur Dominique Belpomme (président de l'Association pour la recherche thérapeutique anticancéreuse) lors d'un colloque de l'Unesco le 7 mai 2004.

çant la production explosive et incontrôlée de produits cancérogènes.

Ainsi, afin de protéger nos dirigeants, non pas de l'inefficacité, mais du ridicule, il devient tout aussi urgent de vérifier que nos usines (y compris celles qui produisent la chimiothérapie anticancéreuse) ne sont pas elles-mêmes productrices de toxiques cancérogènes, en plus des perturbateurs hormonaux déjà mentionnés. Si tel était le cas, les marionnettistes, aussi grotesques que leurs marionnettes, exporteraient alors notre infécondité à ces géniteurs de secours, en plus d'exporter le cancer aux enfants qu'ils nous vendent.

PAUVRES DE NOUS

Les pauvres sont agaçants.

Ils fument et mettent du ketchup sur leurs frites. Ils ne comprennent pas mes explications sur les facteurs de risque, ils donnent presque l'impression de se gausser de mes périls médicaux. Les plus fourbes d'entre eux ont l'audace de déposer toute leur vie, en bloc, sur mon bureau en me disant d'en démêler l'écheveau.

Les pauvres sont insidieux.

Souvent, ils ne veulent rien entendre. Certains sont complètement sourds. Ils me disent que c'est à cause de leurs années passées dans les fonderies et les laminoirs. C'est possible... Ils pourraient néanmoins baisser le son de leur télévision.

Les pauvres sont assourdissants.

Leurs enfants désœuvrés vont écouter des concerts de *hard rock*, inconscients du risque auditif. Parfois, j'ai le sentiment que leur misère les rend fanfarons avec moi. Avec une sorte de reproche, d'incrédulité ou de mépris pour ma musique et mon hygiène acoustique. Pourtant, c'est bien certain, le *hard rock* est très nocif pour le nerf auditif.

Les pauvres sont déconcertants.

Ils mangent encore plus de médicaments que les autres, à tort et à travers. Ils en ressentent tous les effets secondaires comme pour éveiller la culpabilité du médecin, et ils continuent à les prendre avec la vile intention d'accuser la médecine de les rendre malades. Les pauvres avalent tout ce qu'on leur donne. Je me demande si ce n'est pas la gratuité qui les excite le plus dans les médicaments, une sorte de jouissance puérile à voir la société leur donner enfin quelque chose. Tiens, ce pourrait être ça... Ce n'est pas une raison pour faire exprès d'en présenter tous les effets indésirables.

Les pauvres sont exubérants.

Leurs symptômes sont plus débordants, leurs filles sont enceintes en prenant la pilule, ils saignent et suent abondamment, leurs prothèses sont mal ajustées, leurs gémissements sont plus forts. Je comprends ces débordements pour les maladies de la misère, mais ils geignent aussi plus fort quand ils ont des maladies égalitaires comme le cancer.

Les pauvres grossissent.

Leurs kilos excédentaires ont un air de scandale. L'abondance et la misère ont perdu leurs repères. Certains d'entre eux accusent la pizza et les spaghettis qui coûtent moins cher qu'un steak ou des légumes verts.

Ils n'ont pas tout à fait tort, malgré tout, je leur rétorque que leur tabac ou leur chien coûtent plus cher. Oui, les pauvres fument et ont des chiens, il faudrait un peu de raison avec des choses sérieuses comme le budget familial et l'argent. Les misérables auraient-ils tout perdu, jusqu'à la logique ?

Les pauvres sont indigents.

Avant, ils ne me payaient qu'une fois sur deux, je l'acceptais complaisamment, pour la paix de ma conscience. Maintenant, ils se croient tout permis avec leur nouvelle carte de pauvre au label de la CMU [1]. Ils l'arborent comme un étendard, une requête estampillée, docteur, puisque vous serez payé, vous devez bien me soigner. Ils en usent, ils en abusent même, en urgence, à domicile. Ils vont jusqu'à soigner leurs dépressions de pauvre. À ce rythme, ils feront bientôt des psychanalyses. Avec cette couverture médicale universelle, la dépression n'est plus un insigne social.

Les pauvres ne sont pas sans intérêt.

Non que leurs rares et basses besognes aient majoré le PNB, mais bien plutôt par leur contribution au marché de la santé et leur nouveau pouvoir d'achat conféré par la CMU. Médecins et soignants, désormais rémunérés, charitables par délégation, introduisent à tire-larigot dans la fente de leur tirelire numérique la carte à puce de la solidarité. La toxicité médicale des riches va pouvoir ainsi s'ajouter aux autres toxiques de la misère.

---

1. « Couverture médicale universelle », mise en place par le gouvernement Jospin et permettant l'accès gratuit aux soins pour tous. Excellente initiative d'un point de vue social. Hélas ! si elle permet de soulager légèrement les conséquences de la misère, elle est un nouveau voile pudique jeté sur ses causes.

Les pauvres sont de plus en plus nombreux.

Ce sera finalement le vrai problème. Ils seront toujours déconcertants, agaçants, insidieux, fanfarons, obèses, indigents et assourdissants, et, de surcroît, ils vont déstabiliser l'économie, ruiner la solidarité et interpeller le consumérisme ; c'est bien là leur défaut majeur, peut-être le seul après tout...

Les pauvres coûtent cher.

NEUROLEPTIQUES PRÉVENTIFS

La schizophrénie est enfin une maladie. Elle a mis du temps pour acquérir ce statut. Longtemps, elle n'a été qu'élucubration psychanalytique. Lacan, dans ses délires verbaux, en avait fait l'avatar de la forclusion du père, d'autres, plus modestes, celui d'un « pet foireux » de la mère.

Puis, dans un univers tristement matériel, l'évidence et les statistiques finissent par avoir raison des idéologies. Tout finit par être décevant. Si les maux du cerveau deviennent des maladies comme les autres, c'est donc que le cerveau est un organe comme les autres ; il nous faudra aller fouiller plus loin pour trouver l'âme.

Maladie donc.

Le terme, quoique imprécis, a déjà une sociologie tacite. Le temps de la maladie est celui pendant lequel la vie sociale devient très difficile. La schizophrénie et la paraplégie ont un temps chronique, la grippe et la fracture du tibia ont un temps aigu. La maladie résulte d'une prédisposition héréditaire, d'une embryogenèse, d'une épigenèse, d'une histoire affective, d'influences environnementales, de diverses déviations métaboliques et de bien d'autres fadaises.

Depuis peu, surtout depuis que l'essentiel de l'information est véhiculé par les vendeurs de médicaments, ce qui définit, avant tout, la maladie, c'est l'existence d'un traitement. La dépression est la maladie soignée par les antidépresseurs, la schizophrénie est la maladie soignée par les neuroleptiques. Voilà qui est simple et évite tout mysticisme.

Certes, les neuroleptiques sont indispensables au schizophrène, ils améliorent considérablement sa vie et celle de son entourage. Le progrès est réel. Il serait coupable de se passer de ces précieux médicaments une fois que le diagnostic est certain.

La schizophrénie touche un à deux pour cent de la population mondiale, ce qui est beaucoup pour une pathologie chronique. Les débouchés sont énormes, la stratégie se met en place, elle consiste à médiatiser, alerter, chercher les cas non diagnostiqués et convaincre du traitement à vie. Cela est commercialement efficace, c'est médicalement et politiquement correct.

Hélas ! certains camelots ne sont jamais repus. Des études sont en cours pour prouver les bénéfices d'un traitement très précoce, selon une logique inspirée de la cancérologie [1]. Chers parents, si votre adolescent a des idées étranges, s'il présente des bizarreries de

1. Il y aurait d'ailleurs beaucoup à dire sur l'intérêt d'un traitement systématiquement très précoce en cancérologie, mais le sujet est d'une très grande complexité et politiquement incorrect.

langage, s'il a des prédispositions à l'ésotérisme, aux poèmes surréalistes, à la musique cacophonique, si au décours d'un joint il « délire » avec ses copains, n'hésitez pas, faites-lui prescrire des neuroleptiques pour éviter la schizophrénie. Il sera heureux, son humeur sera lisse comme un argumentaire commercial. Ne le laissez pas souffrir plus longtemps, la souffrance est rétrograde dans une société de progrès.

En Afrique rurale, les schizophrènes sont sorciers. Chez nous, les sorciers ont disparu ; bientôt, il y aura beaucoup de pseudo-schizophrènes et quelques vrais, ils avanceront calmes et sans adversité, à l'abri du surréalisme, bien rangés dans notre réalité. J'ai peur. Je crois n'avoir jamais eu aussi peur.

ESSAIS CLINIQUES

Tous les essais cliniques sérieux sont dits « randomisés », en « double aveugle » et « contre placebo ». Cela signifie que les patients se répartissent en deux groupes tirés au hasard *(random)*, l'un prenant le médicament étudié et l'autre un placebo ; enfin, le patient et l'expérimentateur sont « aveugles », ils ignorent tous les deux à quel groupe ils ont affaire.

Le principe est théoriquement parfait quand il s'agit de répondre à une question précise : tel médicament est-il plus efficace qu'un placebo sur tel symptôme ou telle maladie ? Il a permis la dernière avancée notable de la médecine au cours de la seconde moitié du XXe siècle. Aujourd'hui, ce principe est devenu insuffisant et très critiquable pour de multiples raisons.

À notre niveau sanitaire élevé, la marge de progrès réel est de plus en plus faible, bien inférieure aux marges d'erreurs des essais cliniques et aux possibilités de manipulations statistiques des résultats. Ces essais étudient une population que nous appellerons « biomédicale » qui ne comporte que deux ethnies : l'ethnie de ceux qui prennent le médicament et l'autre qui prend le placebo. Cette population n'est plus du tout représentative dans nos sociétés complexes et aisées où je dénombre au moins cinq ethnies : ceux qui prennent le médicament, ceux qui prennent le placebo, ceux qui font autre chose, ceux qui ne font rien et enfin, ceux, rebelles, qui agissent en opposition volontaire à tout précepte.

D'autre part, la thérapie de type cartésien, un médicament unique pour un symptôme unique, est réductrice, trompeuse et parfois dangereuse. La plupart des essais actuels se font sur des critères dits « intermédiaires », c'est-à-dire négligeant de nombreux paramètres essentiels y compris la mortalité et la morbidité globales des populations étudiées. Un critère, pour être acceptable, devrait avoir une finalité composite : meilleure espérance de vie, de meilleure qualité, avec une moindre morbidité intercurrente et une moindre contrainte thérapeutique. Les autres critères comme la dissimulation ou la transformation de chiffres ou de symptômes ne sont plus acceptables à notre niveau de progrès et de connaissance. Par exemple, est-il toujours pertinent de dissimuler une céphalée, déboucher une coronaire, faire baisser le cholestérol, ou d'opérer le cancer *in situ* d'un vieillard ?

Aucun des essais actuels ne fait la comparaison d'un « traitement par le mépris » avec un médicament, ni entre deux placebos présentés et argumentés différemment. Très peu d'études comparent les choix non médicamenteux aux choix médicamenteux. Nul n'oserait envisager de comparer l'abstention éclairée par la connaissance physiopathologique à l'abstention ignorante.

La méthode elle aussi, soi-disant rigoureuse, est devenue laxiste. Une époustouflante analyse des articles des revues médicales les plus prestigieuses montre que le « double aveugle » est imparfait dans 98 % des études [1] !

Nous savons également que 90 % des experts sont aujourd'hui pieds et poings liés devant des sponsors dont la puissance financière, mercatique et manipulatrice dépasse largement l'entendement des plus avisés et des plus honnêtes d'entre eux.

Pis, la plupart des résultats négatifs ne sont pas publiés, car cela n'intéresse ni les sponsors, ni les experts, ni les revues. Aujourd'hui, les rarissimes méta-analyses [2], incluant les résultats négatifs et s'intéressant au critère final composite que nous avons défini, sont financées par des fonds publics.

---

1. Fergusson D. et coll., *British Medical Journal* 2004, 328, 432-434.

2. Une méta-analyse fait une revue de toutes les études sur un sujet donné, pour effectuer un calcul statistique global. Très peu arrivent à inclure tous les essais non publiés !

Bref, le double aveugle et les biostatistiques ont permis un progrès sanitaire dans une période située entre la médecine expérimentale de Claude Bernard et le totalitarisme financier dans les entreprises. L'une des certitudes scientifiques actuelle est qu'il est urgent de changer de paradigme, car l'obscurantisme nous guette.

Le « milieu intérieur » de Claude Bernard nous a permis de passer au temps chimique, le placebo nous a permis de conjurer le temps psychique.

Aurons-nous un temps critique assez long pour dépasser le temps financier ?

FIL À LA PATTE

Déduire que le psychopathe est atteint de psychose, du fait que le névropathe est atteint de névrose ou le colopathe malade du côlon, serait une grossière erreur. Le psychopathe est un être antisocial, voire un criminel, ce qui n'est pas le cas du psychotique, atteint de psychose, et dont le commerce est souvent agréable.

La Grèce antique nous a légué des préfixes et des suffixes qui ont donné du prestige à nos mots médicaux. Les langues vivantes, toujours frivoles, la science, souvent mesquine, et les savants, parfois opportunistes, ont, avec le temps, dévoyé la présomption des préfixes et la suffisance des suffixes. Les artisans du corps ont trituré les « pathes » et les « logues » avec un enthousiasme de « thérapeutes ».

Le vertébrothérapeute manipule les vertèbres pour les soigner, il en a un droit étymologique ; son client, malade des os, ne peut pas être un ostéopathe, car ce dernier est un soignant, il exerce une médecine, presque identique, dont le suffixe était déjà réquisitionné.

J'aurais tant aimé être un allothérapeute pour soigner les autres, je ne suis hélas qu'un allopathe, malade comme les autres ; je me console en considérant les homéopathes, atteints de diverses pathologies, comme leurs semblables, et certainement déçus, eux aussi, de n'être pas des homéothérapeutes.

Les naturopathes m'ont longtemps inquiété, jusqu'au jour où j'ai enfin compris que leur nature n'était pas plus malade que la mienne ; eux aussi sont des soignants, ils utilisent la nature pour la soigner, une espèce d'autarcie sanitaire.

Les sophrologues sont les savants de la sagesse, ils soignent les stressés et les névropathes qui ne sont pas parvenus au stade de la « sophropathie » ou de la psychopathie. Les sophrologues ne sont plus grecs depuis longtemps, c'est pourquoi certains les confondent déjà avec d'éventuels « sufferologues », savants latins chargés de la souffrance, et dont nous nous demandons déjà ce qu'ils viendraient bien faire chez nous où chaque douleur est déjà disputée entre algologues, neurologues et psychologues.

Reconnaissons enfin aux généreux kinésithérapeutes d'être les derniers à oser soigner par le mouvement ; la plupart des autres « logues », « pathes » ou « thérapeutes » astreignent leurs patients à un immobilisme confinant à un mal dont nous ne savons toujours pas s'il est idiopathique [1] ou parasitaire : le « filala ».

EXTENSION DES PLACEBOS

Le placebo, thème philosophique ancien et majeur de la médecine, n'a certainement pas fini d'embarrasser ou de corrompre toutes les réflexions sur ce métier.

Le placebo a cessé d'être tabou lorsqu'il est devenu un instrument de comparaison pour mesurer l'efficacité des traitements dans le cadre bien délimité de la « biomédecine ».

Plus récemment, cet effet, alternant des explications physiologiques, psychologiques et métaphysiques, a été clairement visualisé par l'imagerie cérébrale [2].

Malgré tout, jusqu'à ce jour, la comparaison au placebo ne concerne que le champ de la thérapeutique, sans considérer les autres paramètres entourant

---

1. Comme son nom l'indique, un mal idiopathique est un mal essentiel, sans cause connue ou décelable. Il serait donc malveillant de transformer la filalapathie idiopathique en une espèce de crétinisme tardif, pour le seul plaisir d'un jeu de mots facile, voire ridicule.

2. Les références de ces expériences se trouvent dans l'article « L'effet placebo pris sur le fait », *La Recherche*, n° 366, juillet 2005.

la maladie. Cette lacune est l'une des preuves de l'absence de véritable innovation conceptuelle en recherche biomédicale.

Il serait pourtant très judicieux de mettre au point des analyses et des examens placebos et d'en mesurer l'impact.

Dire par exemple à un patient que son scanner lombaire montre une hernie discale ou qu'il ne montre rien peut radicalement changer le cours et le vécu de la maladie. Il est grand temps de faire des études sur l'évolution des maladies en comparant des interprétations « placebo » avec des interprétations « exactes » d'images normales ou anormales.

J'ai vu récemment un « patient » en pleine santé, ne souffrant d'aucun symptôme prostatique, attendant anxieusement le contrôle de ses PSA [1] augmentés lors d'une première analyse. Selon toute évidence, il attendait ce résultat pour décider s'il était malade ou non. J'ai eu envie de téléphoner au laboratoire pour demander d'envoyer des résultats truqués, le problème de la prostate de ce patient était cliniquement erroné dès le départ. Il est certain qu'en remplaçant les examens inutiles par des examens placebos nous pourrions améliorer significativement à la fois la morbidité et le sentiment de cette morbidité.

Qui osera jamais entreprendre et financer de tels essais comparatifs ?

---

1. Le dosage des PSA donne une indication assez grossière sur la présence ou non d'un cancer de la prostate. Les doutes sur la pertinence de cet examen sont expliqués dans l'excellent article de synthèse Roublev A., *JLM*, juin 2004.

Un autre paramètre de l'évolution des maladies est la vulgarisation de leur connaissance. L'exemple classique est celui de la quasi-disparition des grandes crises d'hystérie à la suite des progrès de la culture générale de cette maladie. Dans un registre plus organique, les accès palustres récidivants ou les colites amibiennes ont disparu avec les preuves de leur rareté. À l'opposé, nous savons depuis longtemps que les émissions de téléréalité exhibant des curiosités de la psychiatrie ou de la génétique sont suivies d'une augmentation de consultations chez les spécialistes concernés. Il serait très intéressant de faire des études d'impact entre information placebo et information réelle, bien que la mise en place de telles études soit difficile et éthiquement critiquable.

Autre exemple, le manque de spécialistes peut réellement diminuer la fréquence d'une maladie, voire guérir les patients qui en sont atteints. L'exemple le plus connu est celui de la guérison de certains troubles phobiques ou anxieux pendant la période d'attente d'un rendez-vous obtenu avec difficulté chez le spécialiste concerné. Il existe déjà quelques études comparant des psychothérapies avec l'effet placebo de leur « liste d'attente [1] ».

Enfin, bien que classiquement considérée comme peu sensible au placebo, la cancérologie peut en bénéficier. Rien n'est pire, pour un cancéreux en lutte, que l'abandon apparent de toute thérapeutique agressive, il perçoit, dans cette démission, comme un arrêt de mort. Dans plusieurs cas préterminaux, j'ai acquis la conviction que des chimiothérapies ou

1. Cottraux J., *Les Visiteurs du soi*, Odile Jacob, 2004, p. 176-178.

radiothérapies placebos, avec effets indésirables savamment calculés, auraient été autant ou plus efficaces que des thérapies réelles aux effets secondaires catastrophiques. Qui osera avoir l'humanité correcte et la politique incorrecte pour oser le placebo dans ces cas ?

Nos évolutions conceptuelles passeront obligatoirement par l'étude lucide et approfondie des multiples facettes des effets placebos, bien au-delà du ronronnement cognitif d'une évaluation médicamenteuse exclusive et déjà largement pervertie.

RISQUE PROFESSIONNEL

Depuis deux siècles, la baisse de la mortalité infantile, le recul des morbidités et l'augmentation de la longévité sont imputables, en grande partie, à des facteurs extra-médicaux tels que l'amélioration des conditions de travail, le chauffage des logements, l'éducation des filles et l'offre nutritive. Quant aux facteurs médicaux, ils se répartissent en deux groupes : les facteurs indirects, tels que les acquis de l'hygiène et de l'épidémiologie, et l'intervention médicale classique et directe (vaccins, médicaments, médecins, chirurgiens).

Les facteurs extra-médicaux et les facteurs médicaux indirects semblent être des acquis solides, difficilement réversibles, sauf en période de guerre ou de catastrophe naturelle. Par contre, il est possible d'imaginer des scénarios socio-économiques entraînant des carences des quatre facteurs médicaux directs.

Une pénurie de vaccins serait une grande régression en termes de santé publique. Un défaut de médicaments aurait certainement un impact beaucoup plus faible. Cependant, dans ces deux situations, nous n'avons pas de preuve irréfutable, étant donné que les pays concernés par ces carences manquent également de tous les autres facteurs de la santé.

En revanche, nous avons des données nombreuses, quoique disparates, pour évaluer l'impact d'une diminution du nombre des médecins. En France, le recul du nombre des anesthésistes, des chirurgiens, des pédiatres et des gynécologues n'a pas encore d'effet mesurable en termes sanitaires. Aux États-Unis, l'inflation de la cardiologie ne fait pas diminuer la mortalité cardio-vasculaire. L'Allemagne et la Grèce, avec leur pléthore de médecins, n'ont pas un meilleur niveau sanitaire que des pays deux ou trois fois moins pourvus.

Enfin, plus récemment, avec les progrès de la démocratie, des grèves médicales sont apparues en Europe, débrayages inimaginables il y a quelques décennies. Pour des raisons éthiques, j'ai souvent été en désaccord avec ces grèves et je les ai peu soutenues. Avec du recul, ces carences médicales, plus ou moins brèves, révèlent un aspect inattendu : aucune n'a eu le moindre impact à court ou moyen terme sur les différents indices du niveau sanitaire.

La généralisation ou la prolongation de ces grèves risquerait donc de dévoiler l'absence de relation entre la santé publique et la présence des médecins. Même au niveau de la santé individuelle, la carence des médecins semble avoir eu un impact très limité sur la morbidité et la mortalité, si étonnant que cela puisse paraître.

Ainsi, mon souci éthique d'éviter les grèves de médecins se double désormais d'un souci pécuniaire ; cela risquerait en effet de faire la démonstration de notre très faible utilité.

Il s'agit bien là d'un risque professionnel majeur !

ELLES CINQ

Poètes ou physiologistes, ils cherchent depuis longtemps le lieu de notre part humaine. Un tel a la certitude de l'âme, tel autre est convaincu du cœur, tel autre du cerveau, de ses lobes frontaux ou de son cortex. Quant à moi, jamais quiconque ne saura me faire accroire que notre humanité réside ailleurs que dans nos vertèbres lombaires.

Je ne connais point d'animaux souffrant de lombalgies, je n'en vois jamais désignant, si bien que nous, leur creux lombaire, de leurs deux mains à plat dans sa concavité.

Ces vertèbres-là sont au nombre de cinq ; il n'est pas besoin d'être un fin biologiste de l'évolution pour comprendre que la bipédie n'a pas achevé de métamorphoser ces cinq belles dolentes.

Certes, la station debout a également stupéfié la paroi des veines de nos membres inférieurs, la saphène, la surale et les autres, toujours souffreteuses et flasques, souvent variqueuses et dilatées. L'orthostatisme [1] a paniqué notre tension artérielle, chargée d'irriguer l'encéphale despote, devenu, tout à coup, culminant et boursouflé. La bipédie a surpris nos mains soudain désertées de leurs branches, elle a hypertrophié les fessiers et les mamelles pour les délices de la contemplation, elle a creusé la plante des pieds pour la beauté de la course, elle a porté notre regard à l'infini, elle a peut-être fait descendre notre larynx pour le bonheur des mots.

Toutes ces parcelles d'humanité ne seraient que bribes, sans le creux lombaire qui les réunit et leur sert de syntaxe. Véritable écrin de notre part humaine, cette lordose [2] en est d'autant plus belle. Esthétisme de la souffrance et des deux mains posées, grandes ouvertes, pour tenter de la contenir.

Le médecin a du plaisir à compter ces vertèbres sur la radio, de la première lombaire à la cinquième. Ces gros osselets, avec leurs petits noms de L1 à L5, sont à peines cunéiformes, reliés entre eux par l'évidence de cette courbure et prolongés par la pointe d'un coccyx dont je souffre un peu de savoir qu'il est le résidu d'une queue mammalienne. Les vertèbres lombaires, au contraire, n'ont rien de mammifère, elles ont l'arrogance et la dérision de l'homme. Il fallait être humain pour inventer la hernie discale qui

---

1. Station debout, fait d'être debout.
2. Lordose désigne une concavité de la colonne vertébrale, en opposition à cyphose qui désigne une convexité. Par exemple : lordoses cervicales et lombaires et cyphose dorsale.

ose défier l'harmonie de ce galbe des reins. Curieusement, le terme « hernie » est un mot familier et bien assimilé par tous, mais les hernies inguinales et hiatales n'ont jamais pu acquérir la popularité de la hernie discale. Les disques intervertébraux sont bien plus fameux que le disque solaire, et lorsque l'un d'entre eux, même subrepticement, fait saillie hors du galbe lombaire, il entraîne avec lui tout un cortège de grimaces, de douleurs, de sciatiques et de contractures.

Les maçons, manipulés par de tyranniques patrons, ont été les premiers à éjecter leurs disques lombaires, à force d'empiler de grosses pierres pour bâtir des édifices susceptibles de rivaliser avec les dieux. Aujourd'hui, les scribes et les assis souffrent étrangement bien plus que les maçons et les hommes debout, prouvant bien que l'inachèvement de la bipédie n'est plus l'unique cause des lombalgies. Comme si toute la souffrance humaine s'était réfugiée là, dans notre nid lombaire, à l'abri des métaphysiques.

Voilà pourquoi, dorénavant, je m'attendris souvent sur les radiographies de ces vertèbres geignardes, ayant compris que notre humanité était bien là, tout entière, blottie quelque part, entre elles cinq.

RANG DE LA GRIPPE

La grippe a toujours souffert d'une crise d'identité. Cette maladie infectieuse, grave et respectable, est bien décrite depuis longtemps avec ses courbatures et ses quatre ou cinq jours de très forte fièvre. Les pandémies, rares et redoutables, font des millions de morts. Tous les experts s'accordent sur le chiffre de cent millions de morts pour la prochaine pandémie. Malgré une méfiance indispensable envers les experts, ce chiffre colossal induit une terreur digne des évocations de la peste ou du sida.

Pourtant, envers et contre tout, la grippe a conservé une image bénigne et arrive difficilement à introduire ses maléfices dans l'esprit du *vulgum pecus*.

À force de nommer « grippe » le moindre écoulement nasal ou le moindre fébricule de vingt-quatre heures, on a fini par ternir toutes les nuisances de cette peste aviaire. Il faut bien reconnaître que les médecins eux-mêmes, désinformés ou fatigués, avaient laissé glisser leurs diagnostics de rhinopharyngite sur une pente grippale largement savonnée par le peuple. Avec le temps, la grippe avait fini par rejoindre le contingent des allergies et viroses saisonnières dont personne ne sait jamais ni ce qu'elles sont ni d'où elles viennent. La machine informative s'était grippée, trop préoccupée par la méningite, qui, avec un unique et malheureux mort, est capable d'étouffer le bruit de tous les autres deuils.

Néanmoins, il serait malsain de prendre les médias en grippe, car depuis quelque temps, stimulés par les poulets de Hong Kong, soutenus par les industriels du vaccin et aiguillonnés par le SRAS, ce lointain cousin asiatique, ils ont presque réussi à rendre à la grippe sa place légitime dans le registre des nuisances et des peurs.

J'espère toutefois que le galop médiatique grippal ne va pas piétiner nos patients avec la même vigueur qu'une vache folle, sinon, après avoir tenté de leur expliquer pendant des années que la grippe était une maladie assez grave, il nous faudrait alors de nouvelles acrobaties verbales pour insinuer que cette vieille perfide ne tue généralement que les faibles et les opprimés [1].

Elle n'est en quelque sorte qu'une grippe !

PHYSIOLOGIE DU MIRACLE

Les médecins membres de la Commission médicale internationale de Lourdes (CMIL) sont chargés de valider les cas de guérison miraculeuse avec méthode et rigueur scientifiques. Les autorités religieuses exigent cette fermeté et demandent à ces experts de ne pas faire la moindre concession au

1. C'est pour cela que la vaccination est très vivement conseillée après soixante ans et chez les personnes fragiles.

doute ou à l'émotion. Cette détermination conduit à réduire drastiquement le nombre des miracles, puisque, de nos jours, moins de 1 % des cas étudiés sont reconnus comme inexplicables par la science.

Les cas les plus souvent cités sont dans l'ordre de fréquence : la tuberculose sous toutes ses formes, la sclérose en plaques, les ostéosarcomes et les lymphosarcomes. Soit une maladie infectieuse, une maladie auto-immune et deux maladies cancéreuses ayant en commun leur évolution par poussées et une forte sollicitation du système immunitaire.

Nous découvrons chaque jour des interactions de plus en plus complexes entre le cerveau et les systèmes endocriniens et immunitaires par le biais du cortex frontal, des aires limbiques et de l'hypothalamus. Par ailleurs, d'éminents chercheurs, au-dessus de tout soupçon de charlatanisme ou de provocation, apportent de plus en plus de preuves sur les réels bienfaits d'une pratique religieuse sur la santé [1].

Ainsi, à défaut d'avoir trouvé le siège de l'âme, comme avait tenté de le faire Descartes, il est possible que l'on s'approche tout doucement de la découverte du siège de la foi salvatrice et de la mécanique du mysticisme. Tout cela pourrait se situer dans une interface encore floue entre le système neuroendocrinien et le système immunitaire. Hélas! cette conclusion provisoire nous fait avancer très modestement dans la physiologie de notre religiosité spécifique, car ces deux systèmes sont ubiquitaires au sein des tissus et organes de notre espèce.

---

1. Harrington Anne, « Dieu randomisé en double aveugle contre placebo », *La Recherche*, hors série n° 14, janvier 2004, 51-55.

Ce don d'ubiquité me rappelle d'ailleurs d'assez vagues souvenirs de catéchisme.

On me disait déjà que Dieu était partout.

CRÉOLE

Comme les pidgins, le « parler soignant » est né des contraintes de proximité entre peuples d'origines différentes. Chaque culture a apporté ses phonèmes, son savoir, ses rites et ses questions. L'hôpital recense des centaines de métiers différents dont chacun a une connaissance parcellaire de la physiologie et de la sémiologie, il abrite aussi les patients, ignorant, par principe, toutes ces questions, et envahis par le doute, le malaise du déracinement et l'angoisse du lendemain. Tout ce monde-là a dû inventer une communication minimale pour la survie du groupe ; comme toutes les peuplades brutalement immigrées et réunies, ils ont eu à gérer l'ici et le maintenant tout en essayant d'esquisser une vision des jours suivants. Très vite les protolangages et les pidgins se sont révélés insuffisants, il a fallu élaborer un « créole hôpital » ou « parler soignant » désormais bien codifié et ritualisé à son tour. La gestuelle y a pris une place très importante en raison de la forte proportion de sourds parmi les patients. Le niveau sonore très élevé et la concision, imposés par les malentendants, se sont maintenus entre les autres classes socioprofessionnelles, donnant par exemple les très fameux « les pinces » hurlé ou « couper » gestuel du chirurgien à l'infirmière. Par contre, les mots comme « ennuyeux » ou « délicat » susurrés par le médecin au patient équivalent à un « très grave » ou « mortel » hurlé dans le creux de son oreille, comme tous les autres mots qui lui ont déjà été hurlés, sans qu'il ait jamais réussi à faire comprendre qu'il n'était pas sourd. J'ai toujours, moi-même, beaucoup de difficultés à parler doucement à un ami, croisé dans la rue, lorsque je sors de l'hôpital, ce créole étant culturellement très envahissant.

De très simples codifications, parfois maladroitement appliquées par les internes en phase d'apprentissage linguistique, permettent de faire comprendre, avec précision, à toutes les ethnies de soignants, le groupe professionnel du soignant ainsi que l'identité sociale et la pathologie du patient à qui l'on demande, par exemple, de s'allonger pour un examen.

« Monsieur, allongez-vous tranquillement et détendez-vous » s'adresse à un homme adulte et non sourd qui vient pour crise d'angine de poitrine, le stress étant un facteur d'aggravation. Le « Allonge-toi » s'adresse à un adolescent, indépendamment de tout symptôme ; il peut s'adresser éventuellement à un Maghrébin ayant tutoyé le premier ou venant chercher un nouvel arrêt de travail. « Paul, allonge-toi » indique l'amitié, alors que « Paul, allongez-vous » indique la chronicité ; « Mohammed, allonge-toi » indique la complicité, « Mohammed, allongez-vous » signe l'autorité du patron ou le paternalisme d'un collaborateur. Le patronyme sans fioritures

« Durand, allongez-vous » peut indiquer l'état d'ébriété avancée du patient, mais aussi le grade intermédiaire du soignant. « Bouchekrahim, allonge-toi » peut indiquer indifféremment l'extrême précarité du patient ou du brancardier. « Allez, on se couche » s'adresse certainement à un vieillard, alors que le « couché » peut s'adresser à un débile, à un toxicomane, parfois à un chien. « Couchée » où le « e » muet n'est pas muet s'adresse assez rarement à une prostituée, plus souvent à une démente sénile. Lorsque la sénile n'est ni démente ni ancienne prostituée, ce sera plus volontiers : « il faut se coucher ma petite dame ». « Petit » n'ayant jamais rien à voir avec l'enfance, dans ce créole où il est intéressant de noter que le « mon grand » adressé à un enfant ne se distingue pas de celui du français courant, à l'exception du timbre plus élevé.

Comme chaque langue vivante, ce créole est provisoire ; l'arrivée massive d'immigrés d'Europe de l'Est et d'Afrique parmi le personnel de nos hôpitaux va sans doute opérer de profonds remaniements, sachant que ces pays ont des approches totalement différentes de la maladie, du diagnostic, du pronostic, des hiérarchies sociales et de la surdité professionnelle ou civile.

STATISTIQUES INTUITIVES

En 1792, l'Académie des sciences a chargé MM. Delambre et Méchain de donner la mesure définitive du mètre, déterminé comme la dix millionième partie d'un méridien allant du pôle à l'équateur. Ils ont alors passé sept ans à faire des milliers de mesures pour déterminer la distance exacte entre Dunkerque et Barcelone et l'extrapoler. Leur résultat a différé de 0,02 % de celui d'une estimation grossière faite soixante ans auparavant et dont nous savons aujourd'hui qu'elle était plus exacte. Cette histoire, désormais classique, montre que le risque d'erreur d'une estimation n'est pas plus élevé que le cumul de milliers de petites imprécisions de mesure. Notre mètre étalon est donc faux. Rassurons-nous, cela n'altère en rien la grande utilité du système métrique.

En biologie et *a fortiori* en sciences humaines, le risque d'erreurs cumulatives est évidemment bien supérieur à celui des mesures de distances. Les instruments de mesure sont difficiles à étalonner et les items mesurables n'ont pas la précision du mètre. Il faut, malgré tout, continuer à concevoir de nouveaux instruments et de nouvelles mesures ; en biologie comme ailleurs, nous n'avons pas d'autres moyens d'entériner le progrès. Toutefois, n'octroyons pas à ces mensurations une valeur immodérée ou immodeste, et accordons une valeur identique à l'estimation, à l'impression, au vécu de terrain, à l'intuition, bref à tout ce que nous pourrions nommer les « statistiques intuitives ». Cela ne serait pas une insulte à la rigueur scientifique, bien au contraire.

J'ai, par exemple, l'impression que la pathologie liée à l'environnement professionnel est en grande augmentation. Mon vécu de terrain et mes statistiques intuitives me donnent une fréquence multipliée par cinq en trente ans. Il est possible de réaliser de nombreuses études pour me contredire, il suffira de choisir des items comme la mortalité par accident du travail ou la pathologie par manque d'ergonomie. Par ailleurs, si j'inclus les plaintes pour harcèlement ou la consommation d'antidépresseurs, je pourrai réaliser mille études me donnant raison.

Autre exemple. J'ai l'intuition statistique que les enfants de parents divorcés ont plus de problèmes de santé et d'intégration que les autres. Là encore, selon le choix des items mesurables (créativité, résultats scolaires, absorptions médicamenteuses, absentéisme, poids, équilibre affectif, sommeil, etc.) et selon la façon de les classer ou de les mesurer, j'aurai autant d'études confirmant cette intuition statistique que d'études la contredisant.

Dans ces deux cas, les instruments de mesure rigoureux n'existent pas, l'erreur du cumul des mesures risque d'être supérieure à celle d'une approximation. Les résultats seront toujours contestables, qu'ils soient politiquement corrects ou incorrects. La dénonciation des biais inévitables de telles études serait un argument scientifique ayant l'air plus pertinent que le résultat lui-même. Ainsi, le détracteur de l'étude, malgré un moindre travail, aurait l'air plus compétent et plus crédible que son auteur.

D'ailleurs, le principe du pugilat en sciences humaines est devenu universel : il faut laisser l'adversaire tirer le premier, parce qu'il est toujours plus facile de trouver une erreur adverse que de construire une exactitude non critiquable.

C'est pourquoi, en médecine, n'en déplaise aux puristes des biostatistiques, une intuition doit être considérée à égalité avec les autres thèses, jusqu'à la preuve souvent impossible du contraire. L'histoire est pleine d'intuitions justes et de démonstrations fausses. Il est inutile d'essayer de confirmer ou d'infirmer sans cesse nos statistiques intuitives. Les chiffres nous rendent de grands services, cependant en biologie comme en sciences humaines, il importe de les laisser à leur modeste place.

GÂCHIS ET GÉRIATRIE

La Cour des comptes a publié un rapport sur les médicaments et les personnes âgées [1]. Constat : les prescriptions sont abusives, souvent injustifiées, parfois dangereuses, les coûts sont énormes et la moitié des médicaments achetés ne sont même pas consommés. Ce travail rigoureux confirme ce que nous savions déjà et qui ne semble pas évoluer vers un quelconque changement.

1. Extraits de ce rapport dans *Le Parisien* daté du 28 juillet 2003.

Pourquoi un tel gâchis thérapeutique ?

Parce qu'il existe des gens plus sérieux et plus travailleurs qu'à la Cour des comptes, on les rencontre dans les entreprises du médicament. L'industrie pharmaceutique est exemplaire par la qualité de son travail, elle fabrique de bons médicaments, efficaces et bien conditionnés, elle en fait une promotion active et elle réussit à en vendre bien plus que le marché n'en a besoin. Quel constructeur ou quel commerçant peut se vanter d'une telle réussite ?

Pour lutter, à armes égales, contre tant de rigueur et d'assiduité, un rapport de la Cour des comptes ne suffit pas, si excellent soit-il. Il conviendrait de publier et de promouvoir beaucoup d'études critiques ou contradictoires à celles de l'industrie.

Les personnes âgées s'accrochent à leurs prescriptions, depuis que leur vieux médecin, soucieux de conserver sa clientèle, leur a conseillé de prendre ce médicament « à vie ». Mais qui a pris la peine de leur expliquer qu'il n'existe aucun médicament « à vie » en dehors (peut-être) de l'insuline ?

Ils se cramponnent au chiffre de leur tension ou de leur cholestérol comme à une bouée de sauvetage ; jamais personne ne leur explique de façon persuasive les risques liés à l'hypotension chez le vieillard ou les effets secondaires des hypocholestérolémiants. Dans ces deux cas, plus de la moitié des prescriptions sont inutiles ou dangereuses.

Le couple médecin/patient ne fonctionne plus qu'au travers d'une ordonnance, alors que les enquêtes montrent que les patients cherchent plus souvent une explication, un conseil ou un mot d'apaisement. L'industrie profite de l'incommunicabilité de ce couple, comme certains avocats profitent des conflits conjugaux; elle profite aussi de la misère promotionnelle des contradicteurs.

La Cour des comptes s'avère être un contradicteur assez solitaire [1], comme si tout n'était toujours qu'une question d'argent, alors que les arguments sanitaires à l'encontre des excès thérapeutiques sont bien plus nombreux que les arguments financiers.

Si nous espérons améliorer la santé publique en équilibrant le nombre des publications, il nous faudra sans doute attendre longtemps, étant donné qu'il y a environ une publication contradictoire pour mille publications de l'industrie pharmaceutique.

D'où la grande inégalité des persuasions.

PRÉSERVATIF INTESTINAL

Notre lutte contre les dommages de la suralimentation est une préoccupation bien plus quotidienne et plus réelle que nos quelques simagrées devant le fléau mondial de la sous-nutrition.

Dire les choses ainsi me glace le dos, mais le nier serait sot ou hypocrite. Oui, notre suralimentation nous afflige, hélas, plus que la sous-alimentation

1. Parmi les autres contradicteurs non institutionnels, le plus connu est la revue *Prescrire*. Il existe aussi quelques universitaires courageux et isolés.

d'autrui, elle mobilise une part plus grande de notre énergie intellectuelle.

L'obésité et son cortège de maladies métaboliques, cardio-vasculaires et rhumatismales sont un grave enjeu de santé publique et un marché colossal. Nul décideur ne songe sérieusement à s'attaquer aux causes évidentes de l'obésité, par crainte d'un impact économique deux fois catastrophique, une fois sur le marché amont, générateur de l'obésité, une seconde fois sur le marché aval supposé pouvoir y remédier. Face à cette lacune, quelques idées jaillissent çà et là, comme des cache-misère de notre opulence.

À l'instar des croisés ingénieux qui avaient inventé la ceinture de chasteté pour prévenir les viols et les exaltations, des savants bricoleurs ont imaginé un anneau en plastique qui bloque la nourriture au niveau de l'estomac pour empêcher les agapes. Cet anneau est gonflable au moyen d'une petite valve accolée à la peau et que le chirurgien peut atteindre pour moduler le volume de la ventrée. Robinetterie de la satiété, rhéostat de la boulimie, conscience cybernétique de l'orgie, libre accès à la pénitence par le commutateur de la contrainte.

Quelques pharmacologues d'apparence plus moderniste, souhaitant éviter cette fustigation, ont inventé des emplâtres physiques pour tapisser l'intestin, ou des barrières chimiques pour empêcher l'absorption des graisses et des sucres, permettant ainsi de manger sans se nourrir et transformant les matières fécales en une bouillie intermédiaire entre nourriture et diarrhée.

D'autres, nutritionnistes inspirés et mâtinés d'écologie, ont, avec science, et courbes à l'appui, fabriqué des aliments sans graisses, sans sucres, sans calories et même parfois sans odeur et sans goût.

Toutes ces techniques, au génie pathétique, interfèrent avec nos volontés et nos anabolismes, et rognent subrepticement nos jouissances.

C'est pourquoi le préservatif alimentaire interne, dont je revendique la paternité, est une panacée en matière de soins alimentaires. Fine membrane synthétique insérée à la racine des dents, il couvre les papilles gustatives et supprime ainsi la jouissance muqueuse, il se prolonge par un long cylindre de latex protégeant tout le tube digestif jusqu'au rectum, voire jusqu'à l'anus en cas d'hémorroïdes.

Nos contemporains, tout au moins les plus progressistes d'entre eux, pourront ainsi s'empiffrer à leur guise de tarte meringuée ou de choucroute, sans aucun risque nutritionnel, sans jouissance par la meringue et sans tendresse pour le cervelas.

DILEMMES D'UN JOUR

La nièce d'une octogénaire atteinte de maladie d'Alzheimer me demanda un jour de façon incisive d'abréger les jours de sa tante ; elle insista sans ambiguïté en me reprochant mon indifférence devant la souffrance de sa vieille parente geignarde et toujours consciente. Le même jour, la fille fusionnelle d'une patiente de quatre-vingt-dix-neuf ans atteinte d'une insuffisance rénale grave me demandait de tout faire y compris une dialyse (voire une greffe !) pour sauver sa mère.

Les deux demandes étaient claires et précises, assassiner ou « euthanasier » d'un côté, « miraculer » ou ressusciter de l'autre.

Ces deux questions n'avaient d'impertinence que leur proximité temporelle au cours de la même journée. Il aurait suffi de quelques jours d'intervalle entre les deux pour que j'aie, magistral, une réponse ayant l'apparence de la sérénité pour chacun de ces paradoxes.

Médicalement, la réponse aux deux devait être « non », sans hésitation. À la première évidemment, mon rôle n'est pas de supprimer la vie ; à la seconde question aussi, les lits de dialyse sont précieux et il est déraisonnable de dialyser *de novo* une centenaire.

Humainement, la réponse aux deux pouvait être « oui », chacune contenait son irréprochable rationalité. Pourquoi ne pas abréger activement les souffrances de cette octogénaire décharnée, déshydratée, en état semi-comateux, et sans aucune autre famille que cette nièce manifestement fatiguée de s'occuper d'elle ? Pourquoi ne pas revendiquer un lit de dialyse pour cette centenaire, afin de gagner une nouvelle semaine, ou peut-être deux, de relation fusionnelle avec une fille n'ayant personne d'autre à aimer ?

Socialement, la réponse aux deux était pragmatiquement « non ». Pour la première, la société interdit catégoriquement toute forme d'euthanasie active, et l'euthanasie passive n'avait pas reçu son amendement récent [1]. Pour la seconde, la semaine de survie était improbable, et notre société n'a pas ou plus les moyens de dialyser des mourants.

Fort heureusement pour moi, je n'avais pas, ce jour-là, d'autre domaine de réflexion que les trois précités (médical, humain et social). J'aurais pu me laisser influencer par des considérations mercantiles (dire non pour garder mes patients jusqu'à leur terme) ou romantiques (dire oui aux deux pour la beauté des gestes). Cette journée-là fut fruste et rationnelle. Il y avait deux non (le médical et le social) contre un seul oui (l'humain).

Ce fut non.

Connaissant mon romantisme naturel, j'ai eu une peur rétrospective ; imaginons que ces deux demandes m'arrivent un jour d'extase humanitaire, j'aurais dit oui aux deux et il m'aurait fallu affronter les juges d'un côté et les médecins du service de dialyse rénale de l'autre.

Je me souviens avoir encore hésité les deux jours suivants, un vieux relent de romantisme... Fort heureusement, ces deux personnes ont eu la délicatesse de mourir, trois jours plus tard, sous leur patch de morphine.

Je les en remercie à titre posthume et je demande pardon, peu à la nièce, et beaucoup à la fille, du soulagement que j'en ai ressenti.

1. Voir la loi récente sur la fin de vie.

PEINES PERDUES

Au cours d'une séance de musculation, l'adhérent moyen d'un club de gymnastique soulève héroïquement l'équivalent de cinq cents kilos sur une hauteur de dix étages. Il rentre ensuite chez lui et prend benoîtement l'ascenseur pour descendre et remonter sa poubelle de deux kilos. Puis, en fin de soirée, il prend sa voiture pour aller faire son jogging.

Cherchons la logique, qui doit bien sourdre de quelque part, il m'insupporte d'imaginer une stupidité sans fioritures. Dans une société de profit, l'effort gratuit n'existe plus. Porter la poubelle ne rapporte rien à son exécutant à l'exception d'un peu de muscle, c'est-à-dire exactement comme dans la salle de musculation. La différence se situe au niveau d'un rendement de troisième type, dont j'ai mis de nombreuses années à déceler la magnanimité.

J'avais été bien trop rapide dans ma condamnation sommaire d'une société sans acte gratuit. Je continuais à vivre sur l'idée encore primitive d'un négoce de deuxième génération où la gratuité du troc avait disparu, remplacée par la rentabilité, alors que nous sommes déjà dans une société de profit de troisième génération où l'acte gratuit, toujours absent, peut être remplacé soit par un acte rentable, soit, ce qui est nouveau, par un acte dispendieux.

L'essentiel étant l'existence d'un produit financier quelque part et pour quelqu'un.

Le maçon qui soulève ses seaux de mortier fait un acte payant égoïste pendant que son concitoyen qui soulève ses haltères fait un acte payant altruiste. Le muscle est renforcé dans les deux cas, mais le premier travaille pour son propre salaire, alors que le second a le prestige de l'altruisme envers le gérant du club de mise en forme. Quant au muscle forgé sur l'anse de la poubelle, oublions-le définitivement, il ne contient ni altruisme, ni égoïsme, ni prébende.

Ainsi, le produit national brut, qui jusqu'alors ne bénéficiait que de l'effort du muscle artisanal, vient de s'enrichir de tout un nouveau pan de l'activité musculaire. Au vu de cette tendance, nous pouvons logiquement espérer qu'à l'avenir plus aucun effort musculaire n'évolue dans une totale vacuité financière.

Sous l'éclairage de ce nouvel altruisme, tout devient lumineux. Faire cinquante kilomètres par jour sur son vélo d'appartement en consommant des vitamines et des hormones pour améliorer le rendement musculaire et aller chercher son pain en voiture profite aux muscles, aux vendeurs de vélo d'appartement, de vitamines, d'hormones, d'automobile, d'essence, et, bien évidemment, de pain...

En ce qui concerne la céréale non vitaminée du pain et le muscle non altruiste du boulanger, je préfère limiter mes commentaires.

CROISSANCE

Dans le cadre de l'évaluation des psychothérapies demandée par le ministère de la Santé en 2003, il a été dénombré deux cent dix méthodes plus ou moins officielles. C'est peu dire que la souffrance mentale est source de beaucoup d'imagination de la part des soignants. Ce chiffre ne tient pas compte des innombrables charlatans, sectes et Églises dont le but est aussi de soulager la douleur des hommes. Dans le premier groupe, le patient paie à l'acte et espère une amélioration durant sa vie charnelle ; dans le second, le client paie un forfait très variable renouvelé par tacite reconduction pour la vie entière, car l'amélioration n'aura lieu qu'au-delà de cette existence.

Il est souvent dit que, dans sa première savane, l'homme était déjà un loup pour l'homme, nous savons désormais que, après l'invention des tourments psychiques, l'homme est un gagne-pain pour l'homme. Il ne fait aucun doute que le premier échange commercial paléolithique a été celui de la nourriture puisque l'essentiel de la vie se résumait à sa quête. Il est fort probable que le deuxième commerce a été celui de la souffrance, donnant le pouvoir à celui dont le silex incisait les abcès. Tous ces services étaient de peu de lucre, simples bribes de socialisation, dons, contre dons et quelques velléités de troc. Les négoces sérieux ont commencé avec l'angoisse et les manipulateurs d'amulettes qui savaient préparer les vivants à l'idée du cadavre. Tout le reste a suivi très vite en un enchaînement logique, tout a fini par se vendre, les gourous proposaient une foison de parures existentielles à des chalands qui en réclamaient toujours de plus belles. Dans ce ballet hominien des offres et des demandes, le grand commerce a pu s'épanouir sur le terreau du psy et n'a jamais connu de pause. Il serait erroné de penser que le bracelet magnétique, le vol spatial touristique, le toilettage pour chiens, le stick déodorant, l'eau bénite et les antidépresseurs sont l'apogée d'une offre qui n'est qu'à l'aube de son raffinement. Je tiens à rassurer les économistes inquiets qui craignent une décroissance mondiale, la nature humaine de leur inquiétude est précisément une garantie de croissance. De ce point de vue, les psychothérapies et les tranquillisants sont une arme de profit à double tranchant, leur diffusion participe à un essor économique que leur efficacité risquerait d'amoindrir.

Leur inefficacité est, somme toute, un bon compromis.

FEED-BACK ET DÉCLENCHEMENTS

Certains anglicismes sont incontournables. En cas de francophonie forcenée, le « nourri en retour » ne pourrait plus nous évoquer la réelle signification du *feed-back*. Cette notion a une importance capitale en physiologie. Nos constantes biologiques : température, sucre, tension, pouls et des milliers d'autres sont le résultat de ces incessantes autorégulations et rétroactions constituant le *feed-back*. Le taux sanguin d'hormone thyroïdienne « nourrit en retour » l'information de l'hypophyse qui sécrétera alors plus ou moins de thyréostimuline [1]. La valeur de la pression artérielle est captée par les barorécepteurs [2] artériels qui déclenchent à leur tour des mécanismes de régulation de la pression.

L'organisme n'est pas comparable à un robot aux programmes prédéterminés, mais bien plutôt à un inextricable lacis de cellules et de tissus qui se « nourrissent » mutuellement de leurs réactions à l'environnement. Le *feed-back* est l'ancêtre des nouvelles théories de « l'organisme forêt [3] » en opposition à « l'organisme robot ». Dans la forêt, l'humus abrite des vers et des insectes qui déterminent le nombre d'oiseaux qui favorisent la fécondation des arbres dont la densité assure une ombre suffisante pour générer l'humus indispensable à la survie de « l'individu » forêt.

Un mammifère ou une forêt ne répondent pas à un programme prédéterminé, ces entités biologiques résultent d'une conjonction de rétroactions entre

---

1. Appelée également hormone thyréotrope ou TSH, elle agit sur la glande thyroïde pour la stimuler. Il s'agit du premier mécanisme de *feed-back* clairement identifié et décrit.

2. Récepteurs sensitifs particuliers situés en certains points des grosses artères, connectés au système nerveux sympathique et capables de réagir aux variations de la pression artérielle.

3. Cette théorie est bien expliquée dans l'article de Pierre Sonigo « Le robot et la forêt », *La Recherche*, hors série n° 12, juillet 2003, 6-9. Elle est aussi au cœur de son livre écrit en collaboration avec J.-J. Kupiec, *Ni Dieu ni gène*. Éd. du Seuil 2000.

sous-groupes individuels ou cellulaires agissant chacun dans leur propre intérêt.

Modifier l'une de ces multiples rétroactions provoque naturellement des réactions en chaîne le plus souvent imprédictibles.

Entre une mère et son fœtus, les *feed-back* sont innombrables et méconnus ; ceux qui précèdent et déterminent le moment de l'accouchement sont beaucoup plus mystérieux. Chacun des deux protagonistes doit avoir un intérêt physiologique intime à ce que la séparation se fasse à un instant plutôt qu'à un autre. L'accouchement déclenche chez le nouveau-né une infinité de nouveaux *feed-back* dont il est logique de supposer qu'ils en détermineront durablement de nombreux autres.

Nous le savons désormais, l'essentiel de la synaptogenèse [1] a lieu au cours des heures, ou jours, précédant et suivant le moment de la naissance. Dans ces conditions, le déclenchement artificiel de l'accouchement est un acte indubitablement dépourvu de banalité.

L'actuel engouement comparse de quelques parturientes et accoucheurs pour le déclenchement de « confort » dans le cadre d'un certain dandysme médical me terrifie jusqu'au tréfonds de ma forêt neuro-

---

1. La synaptogenèse est, après la neurogenèse et l'axonogenèse, la dernière phase de la construction du système nerveux. Ces connexions entre cellules nerveuses sont d'une importance primordiale dans la neurophysiologie. La synaptogenèse aurait un faible déterminisme génétique et résulterait pour une grande part des interactions avec l'environnement. On suppose que 90 % de la synaptogenèse a lieu dans les derniers mois de la vie intra-utérine et dans la première année de vie. Au moment de la naissance, on parle d'« orage synaptique » !

nale. Cette nouvelle illusion de progrès, témoin de l'imbécillité croissante de la gent médicale, bloquera toute critique à son sujet, selon un processus désormais bien rodé, puisque les détracteurs, aussi ignorants que les défenseurs, n'auront que leur intuition à opposer à cette chimère. L'évocation du « bon sens » de la nature étant d'emblée taxée de primitivisme.

Il faudra assurément des décennies ou des siècles pour évaluer les dégâts induits par ces déclenchements intempestifs. Des chercheurs – j'espère que des enfants nés par déclenchement pourront devenir chercheurs – devront alors faire des études coûteuses et complexes pour prouver qu'un accouchement naturel est préférable. Et, comme toujours, rien n'aura été exigé auparavant des déclencheurs progressistes pour prouver l'inverse.

Fort heureusement pour nos synapses primaires, les forêts s'accommodent pendant longtemps du saccage des hommes avant de se transformer en désert.

HYGIÈNE DU MÉDECIN

Mon voisin restaurateur a fait une petite déprime après le passage des inspecteurs des services vétérinaires qui l'ont obligé à refaire toute sa cuisine et à changer sa chambre froide. Sa cuisine, certes un peu vétuste, était pourtant très propre. Mon ami, fabricant de conserves alimentaires, doit fournir régulièrement aux inspecteurs de l'hygiène le relevé des opérations de nettoyage quotidien de son laboratoire. Il doit affronter également la redoutable commission des fraudes qui surveille méticuleusement chaque mot des étiquettes de ses produits.

Cela me rassure. Nos services publics sont attentifs à nos intestins. Les clients, ne voyant jamais ni les cuisines de leurs restaurants ni les laboratoires de leurs pâtés de foie, sont rassurés que d'incorruptibles fonctionnaires les inspectent pour eux. Tout est pour le mieux dans notre bon pays où les vaches sont exterminées au moindre signe de folie.

Le médecin de mon quartier est un homme heureux, il exerce un métier libéral. La moquette de son cabinet est usée jusqu'à la corde, on y discerne quelques taches de sang vieilles de plus de dix ans. Son torchon crasseux retombe, après chaque lavage de mains, contre le mur écaillé où il vient frotter depuis vingt ans. Sa table d'examen a été rafistolée avec un échantillon d'Élastoplaste [1] qui, avec les ans, a noirci et s'est bourrelé. Son placard regorge de seringues et médicaments périmés. Les rayonnages de sa bibliothèque sont couverts d'une couche de poussière bien visible de profil avec ses craquelures provoquées par le poids.

La poussière a le poids du temps qui passe.

Son lavabo est empêtré de savons gluants et de vieilles compresses. Lui a un lavabo, certains n'en ont pas. Les inspecteurs de l'hygiène et des fraudes ne viennent pas chez lui, sauf éventuellement pour s'y faire soigner. Comme les autres patients non aveugles, ils voient ce bureau de leurs propres yeux, car un cabinet médical n'est jamais dissimulé.

---

1. Marque déposée : bande élastique et collante.

Je compte au moins six morales à cette histoire authentique :

1/ Les hommes sont plus effrayés par les souillures qu'ils supposent que par celles qu'ils voient.

2/ Nos intestins, quoique saturés de microbes, sont considérés comme plus fragiles que tous nos autres organes.

3/ La meilleure façon d'éviter inspections et contrôles est d'exercer un métier libéral ou d'avoir une crasse libérale.

4/ Nos services publics d'hygiène et de salubrité semblent perdre leur rigueur et leur lucidité dès qu'ils abordent le sujet délicat du soin individuel.

5/ Politiques et médecins sont si effrayés à l'idée du moindre époussetage du système sanitaire qu'ils le laissent, les uns et les autres, se noyer sous sa poussière.

6/ Ou bien, les médecins sont peut-être les seuls à savoir que l'excès d'hygiène est parfois nocif et que les microbes importent moins que l'hôte qui les héberge.

DOUTES ET CERTIFICATS

L'aventure des corps et un tempérament fouineur m'ont appris à douter de tout. Un diagnostic n'est jamais certain, il est une limite arbitraire entre un état antérieur, estimé sain, et un état postérieur, décidé pathologique à la suite d'une longue négociation entre patient et médecin. La certification d'un diagnostic ne repose jamais sur une preuve unique, elle s'appuie sur un faisceau d'arguments dont certains sont indirects. Le diagnostic d'infarctus du myocarde est l'un des rares à être brutal dans sa certitude, le cancer du sein est déjà moins péremptoire, la polyarthrite rhumatoïde est parfois grossière, la migraine est hésitante, la colite est arbitraire, l'angine de poitrine se pare des charmes de l'ambiguïté et la dépression se grise de l'indéfinissable.

Nul ne chantera jamais assez les louanges du doute. La perplexité est le catalyseur de la recherche, l'aiguillon de la connaissance. J'aime voir le pourpre juvénile de l'incertitude se répandre sur la lividité du dogme. Bien que n'étant pas de ces relativistes fous qui ont osé douter de la rotondité de la Terre ou prétendre que l'individu n'existait pas, rien ne me réjouit mieux que la précarité du savoir. Démonter la prédiction par la preuve ou ruiner la conviction par l'arithmétique me sont des bonheurs sans mélange. Tombé tout petit dans la médecine, j'ai passé ma vie agrippé au bord du gouffre de la certitude. Hélas ! l'exercice médical, un jour, inventa le certificat dont l'étymologie nous assure qu'il sert à certifier.

Toutes ces fragilités dont je me façonnais, les voici maintenant vaincues par mes certificats. Chaque jour j'en édite des liasses. N'ayant pas de principes intrinsèques, je certifie avec une péremption d'emprunt, espèce de confiance exogène conférée par une société d'assureurs. Marc devra être dispensé de gymnastique pendant trois semaines, M. Prudhomme est apte à jouer au golf, Mme Blondin est inapte à jouer au tennis, Julie est indemne de toute maladie contagieuse, l'état mental de Mélanie est excellent, Sylvie est apte à rentrer à l'école primaire, les émotions sont contre-indiquées pour Mme Hoberot, les efforts sont déconseillés à M. Nobletin, Gustave peut prendre un crédit, car il n'a aucun facteur de risque, la boiterie de Fernande est bien due à son accident, l'état psychique de Gaspard nécessite une curatelle, et Mme Reboud est atteinte d'une maladie justiciable de l'exonération du ticket modérateur.

Un jour, lorsque la biologie sera devenue précise comme un vol d'avion, on viendra me juger pour tous ces certificats ineptes. Il me restera les sciences humaines, je saurai bien y dégotter un avocat, spécialisé dans les vices de forme, pour établir un certificat mentionnant ma décrépitude et m'exonérant de toute procédure.

ÉDUCATION « STATINITAIRE »

Nul ne peut prétendre accéder à l'information médicale s'il n'a pas la moindre notion de statistique, puisqu'en ce domaine aussi le nombre est préféré à toute autre méthode didactique. En biomédecine, trois chiffres sont régulièrement utilisés : l'incidence, la prévalence et le risque individuel. La première différenciation entre ces trois valeurs repose sur la notion de temps ; l'incidence s'évalue sur une période, la prévalence parle d'un instant précis, le risque individuel concerne une vie entière ou une tranche de vie.

Soyons plus précis.

L'incidence d'une maladie est le nombre de nouveaux cas apparus au cours d'une période délimitée [1] dans une population donnée. L'incidence des infarctus du myocarde est de 115 000 nouveaux cas par an en France, soit 0,19 % de la population risquant d'avoir cet accident cardiaque dans l'année.

La prévalence se définit par le rapport du nombre de malades sur la population générale à un instant précis. La prévalence actuelle de la maladie d'Alzheimer en France est de 800 000 personnes atteintes soit 1,33 % de la population, alors que l'incidence de cette maladie est de 170 000 nouveaux cas par an, soit 0,28 % de la population.

Le risque est un chiffre individuel, il indique la probabilité de contracter telle maladie au cours de sa vie entière ou d'une tranche de sa vie à venir. Le risque, pour une femme, de contracter un cancer du sein après la puberté est de 11 %. Le risque, pour un homme, de contracter un cancer de la prostate, après quatre-vingts ans, est de 100 %. Première méchante moquerie des chiffres : la meilleure façon de diminuer ces risques-là est de mourir avant la puberté ou avant quatre-vingts ans !

Si nous abordons la mort, les chiffres deviennent franchement amusants, tant mieux, c'est bien la plus agréable façon d'en parler. L'incidence de la mort en France est de 545 000 nouveaux cas par an, soit 0,91 % ; ce chiffre sera, de toute évidence, plus faible

1. La période est habituellement de une année, on parle alors d'incidence annuelle. Lorsque « annuel » n'est pas mentionné, il s'agit bien d'une incidence annuelle. Si l'incidence est journalière, cela est toujours précisé.

sur une population de vingt-cinq à soixante-cinq ans. Par contre, le risque individuel de mort au cours de sa vie est exactement le même pour les nouveau-nés et les centenaires, il est toujours de 100 %. Quant à la prévalence de la mort elle est de 0 %, aucun cadavre n'étant jamais dénombré dans une population. Si nous considérions toute une population spatiale, vivante et décédée, au fil des millénaires, ce serait la prévalence de la vie qui deviendrait quasi nulle, les soixante millions de Français vivant actuellement n'étant qu'une infime partie des *erectus* et *sapiens* ayant foulé notre sol. D'où l'extrême importance de ne pas isoler les nombres réels de la réalité des objets qu'ils comptabilisent.

La prévalence de la mort est bien de ZÉRO %.

La perversité des chiffres s'aggrave dramatiquement lorsque l'on applique des pourcentages à d'autres pourcentages. Imaginez un médicament [1] qui réduise la mortalité par accident cardio-vasculaire (AVC) de 30 %. Quelle merveille ! Beaucoup voudraient en prendre...

L'incidence de la mort par AVC est actuellement de 0,07 %. Si je prends ce médicament, mon risque de mourir d'un AVC dans l'année diminuera de 30 %, c'est-à-dire qu'il passera de 0,07 % à 0,05 %. Bof... Il me fait gagner deux chances sur dix mille, je décide de ne pas le prendre, surtout si ce médicament me donne des vertiges ou de la diarrhée. Naturellement, l'incidence de la mort par AVC est très différente selon la population considérée. Elle est de 0,07 % sur la France entière, elle passe à 0,6 % sur la France de soixante-

1. Ce médicament est imaginaire. Toute ressemblance, etc.

cinq ans à soixante-quinze ans, et à 1,5 % sur la population française de plus de soixante-quinze ans [1]. Réfléchissons... Je m'imagine à soixante-cinq ans, je n'ai vraiment pas envie de supporter dix ans de vertiges et de diarrhée pour gagner deux chances sur mille en faisant passer mon risque de mort par AVC de 0,6 % à 0,4 %. Une broutille. À soixante-quinze ans, il pourrait à l'extrême rigueur être tentant de gagner 0,5 % de risque de mort par AVC dans l'année, même si cette année-là a de fortes chances de m'être fatale par d'autres causes. Il ne me reste plus qu'à connaître l'incidence exacte des autres causes de mortalité après soixante-quinze ans, y compris la mort par diarrhée et vertiges réunis. Je pourrais alors me décider en toute connaissance avec la lucidité qui me restera [2].

Pourvu que mon médecin ait bien compris tout cela [3].

---

1. Tous les chiffres donnés dans cette chronique sont de source fiable : INSEE, CNAM, INVS.

2. Cet amusement statistique ne doit pas laisser croire que je suis opposé à toute forme de prévention de l'AVC. Il est important de cibler les populations. Par exemple, les patients porteurs d'une arythmie par fibrillation auriculaire doivent absolument prendre des anticoagulants pour prévenir les AVC. L'erreur classique entretenue par les médias et les marchands est de laisser croire que toutes les préventions s'adressent à tout le monde !

3. Plusieurs enquêtes montrent que moins de 2 % (je dis bien : deux pour cent) des médecins libéraux ou universitaires savent interpréter et manipuler les statistiques !

MOTS

J'aime les mots. Certains me sautent à la figure à chaque emploi comme le mot « prosélytisme » : acharnement à recruter de nouveaux fidèles, à convertir à sa foi, à ses idées. D'autres m'amusent, comme « pusillanime » : qui manque de courage, qui a peur de l'inconnu, des responsabilités. Parfois j'ai envie de les répéter comme faisait Prévert avec le pinson [1].

Pusillanime, pusillanime, pusillanime, pusillanime, sait-on bien ce qu'est un pusillanime, d'ailleurs, il ne s'appelle pas comme ça, ce sont les hommes qui l'ont appelé comme ça...

Prosélyte, prosélyte, prosélyte, prosélyte, sait-on bien...

D'autres me sont familiers, comme « symptôme » : signe objectif ou subjectif pouvant révéler une maladie. Je n'ai jamais pu savoir si l'accent circonflexe était sérieux ou pas. Les syndromes, qui sont de vraies maladies universitaires, n'ont pas d'accent circonflexe. J'ai l'impression que l'accent circonflexe est une possibilité de s'envoler, une espèce de ruse pour éviter la maladie ou la détourner vers de nouvelles aventures.

1. *Est-ce qu'on sait ce que c'est un pinson*
d'ailleurs il ne s'appelle pas réellement comme ça
c'est l'homme qui a appelé cet oiseau comme ça
pinson pinson pinson pinson.
Jacques Prévert, poème « Dans ma maison », *Paroles*, Gallimard, 1947.

Symptômes, symptômes, symptômes, symptômes... Ils ne m'ont jamais lâché, ils ont envahi ma vie de médecin. Mes patients les ont décrits avec emphase, détresse ou timidité, ils les ont plantés dans le décor de mon bureau en essayant parfois d'évoquer avec détail le lieu et l'atmosphère de leur apparition, toujours avec hésitation, avec une imprécision calculée pour laisser la place au doute médical. D'ailleurs, l'accent circonflexe ne leur permet pas vraiment de voler, tout juste de voleter. C'est bien le mot qui convient, les symptômes volettent. Il en voletait partout dans mon bureau, jusque dans mes oreilles et mes narines. J'en faisais voleter parfois moi-même.

Je me suis souvent demandé comment les symptômes atterrissent. Est-il possible de passer une journée sans symptômes ? Pâleur, rougeur, sueur, douleur, spasme, tremblement, vertige, nausée, éternuement, borborygme, prurit, fourmillement, non il est vraiment impossible de rester une heure sans symptôme. Alors, par quels truchements (j'aime bien « truchements ») un symptôme devient-il médical ou pathologique ?

Voilà une vraie question sans accent circonflexe.

Je crois bien que ce sont encore les mots qui vont me donner la réponse.

Un symptôme devient médical lorsque le patient est pusillanime et le médecin prosélyte.

Non, après réflexion, il se pourrait bien que ce soit l'inverse, le symptôme devient médical lorsque le patient est prosélyte et le médecin pusillanime.

REMERCIEMENTS

À Nicole Czechowski, Hélène de Crécy, Catherine Vincent, Alain Deppe, Michel Melot, Philippe Génard, Francis Jamet, Wilfrid Alexandre pour leurs commentaires et leurs corrections.

TABLE DES MATIÈRES

Achevé d'imprimer par N.I.I.A.G.
en octobre 2006
pour le compte de France Loisirs, Paris

N° d'éditeur : 46911
Dépôt légal : Novembre 2006

Imprimé en Italie